积水潭放射读片
——骨肿瘤之中轴骨篇

主　编　程晓光　苏永彬
副主编　刘艳东

中国协和医科大学出版社
北　京

图书在版编目（CIP）数据

积水潭放射读片．骨肿瘤之中轴骨篇／程晓光，苏永彬主编．—北京：中国协和医科大学出版社，2022.6

ISBN 978 - 7 - 5679 - 1908 - 2

Ⅰ．①积…　Ⅱ．①程…　②苏…　Ⅲ．①影像诊断　②骨肿瘤 - 影像诊断　Ⅳ．①R445　②R738.1

中国版本图书馆 CIP 数据核字（2022）第 013214 号

积水潭放射读片——骨肿瘤之中轴骨篇

主　　编：程晓光　苏永彬
责任编辑：雷　南　李元君

出版发行：**中国协和医科大学出版社**
　　　　　（北京市东城区东单三条 9 号　邮编 100730　电话 010 - 65260431）
网　　址：www.pumcp.com
经　　销：新华书店总店北京发行所
印　　刷：北京联兴盛业印刷股份有限公司

开　　本：889mm×1194mm　1/16
印　　张：17.25
字　　数：400 千字
版　　次：2022 年 6 月第 1 版
印　　次：2022 年 6 月第 1 次印刷
定　　价：148.00 元

ISBN 978 - 7 - 5679 - 1908 - 2

编者名单

主　编：程晓光　苏永彬

副主编：刘艳东

编　者：

北京积水潭医院放射科：

程晓光　苏永彬　刘艳东　黄朋举　闫　东　徐　黎　过　哲　娄路馨
李新民　李　凯　马毅民　胥晓明　陈祥述　钱占华　李新彤　冯强强
侯　雪　蔡　韦　詹惠荔　李　庆　张雯双　耿　健　马康康　周凤云

北京积水潭医院骨肿瘤科：

刘巍峰　徐海荣　王　涛

北京积水潭医院病理科：

丁　宜　宫丽华　刘宝岳

其他单位编者：

曹光明　陕西省延安大学附属医院放射科
胡亚萍　河南省开封市人民医院影像科
胡美玉　中山大学附属第六医院放射科
黄善强　浙江省台州医院放射科
李　莹　郑州大学第一附属医院磁共振科
李五根　南昌大学第二附属医院放射科

徐昌民　南昌大学第二附属医院放射科

赵佳龙　张家口市第二医院放射科

左育宏　贵州省骨科医院放射科

序

北京积水潭医院对于各类骨科疾病的诊断与治疗有着非常悠久的历史和传承，其中骨肿瘤因发病率低，诊断比较困难。20 世纪 70 年代，我国骨肿瘤之父宋献文教授在回忆我国骨肿瘤专业组成立的经过时曾经指出"经过多年的临床工作，治疗数百例骨科病人，发现骨肿瘤的复杂性……诊断方面需临床和放射线等检查，结合病理以三结合方式进行分析……"。骨肿瘤与其他先天性畸形、退行性骨病等都属于骨科疾病，在影像学诊断中有很多共同点；骨肿瘤与代谢性骨病之间，以及不同骨肿瘤亚型之间，有很多相似性，因此，骨肿瘤的诊断难度很大。另外，世界卫生组织对于骨肿瘤分类的方法，从组织来源学向组织生成学的转变，以及骨肿瘤影像组学的出现，都体现了骨肿瘤诊断的复杂性。骨肿瘤诊断本身的复杂和疑难特点是其诊断强调临床、影像和病理三结合的重要原因。

需要特别强调的是，对于三结合诊断，尽管有人认为病理诊断是"金标准"，但对于某些骨肿瘤，影像学诊断往往更可靠。因此，我们一般认为：影像学诊断是骨肿瘤最终诊断的基础。

骨肿瘤放射科是一门理论与实践高度结合的专业，只有不断的实践，理论知识才能真正融汇贯通。北京积水潭医院的很多著名专家都是非常重视实践的。如宋献文教授和放射科王云钊教授在 20 世纪 80年代就对组织构成和影像学特点的对应关系做了很多很细致的研究。当时王云钊教授在给医生读片讲课时，在只有 6 平方米的办公室里，无法完全容纳听课的医生，大部分只能在办公室外"听课"，但读片的传统和对实践知识的渴求一直感动并激励着我们每一个人。可喜的是，北京积水潭医院放射科传承了读片的文化，不断实践，才有了这套书的诞生。

该书采用优质清晰的影像学图片为载体，甚至包括一些视频，传递骨肿瘤诊断的思路。我相信，该书对于读者至少有两个重要参考价值：其一，如同字典一般，展现某一种骨肿瘤的典型影像学表现，可供需要时随时翻阅；其二，提供给读者骨肿瘤影像学诊断的分析过程，这种实战可以不停地训练自己、验证自己、提高自己，最终帮助读者成为"骨肿瘤影像学诊断大师"。

总之，该套书是集体智慧的结晶，内容丰富，资料翔实，科学实用，可作为很有价值的参考书，提供给骨肿瘤诊治相关医生及学生，对于提高我国医师的骨肿瘤放射读片水平会起到很大的促进作用。

我很愿意为此书作序，希望该书的出版能为我国骨肿瘤放射学科的发展起到推动作用。

中国抗癌协会（CACA）肉瘤专业委员会　主任委员
中国临床肿瘤学会（CSCO）肉瘤专家委员会　主任委员
北京积水潭医院骨肿瘤科　主任
牛晓辉
2021 年 11 月

前 言

骨肿瘤与肿瘤样病变种类繁杂，但是发生率很低、特征较少，因此诊断困难，需要临床、影像与病理三结合综合分析，患者才能得到正确的诊断与治疗。

北京积水潭医院是全国首家成立骨肿瘤科的医院，在全国享有盛誉。北京积水潭医院放射科由国内著名肌骨影像学专家王云钊教授建立，经几代人共同努力，在骨肿瘤临床、病理科室合作中，通过大量病例分析，积累了丰富的诊断经验。北京积水潭医院放射科常年接收各医院的进修医师参观学习，通过交流，发现虽然国内外关于骨肿瘤诊断的著作已然不少，但仍然需要一套以病例分析为主的书籍，望通过实战导之以正确的临床思维。

基于此，笔者数年前即开始筹划这方面的工作，分部位选取病例，将 X 线检查、CT、MRI 等多种影像学技术相结合，在病例分析中展示北京积水潭医院放射科的诊断思路、指出重要征象的价值，例如，在骨巨细胞瘤诊断中，我们强调测量病变的增强后 CT 值。

本书最大特色是尽量保留了病例分析的实战特点。参与读片者包括初、中级医师及主任医师，在均不知病理结果的情况下进行影像分析、作出诊断。本科室住院医师、主治医师与进修医师的影像学分析构成了本书中的"初级分析"，笔者、顾翔主任医师等进行了"专家点评"，均为真实记录的总结。记录中保留了初级医师诊断思维错误，这些错误具有一定共性，在点评中专家均予以纠正，供各位读者"有则改之、无则加勉"；同时记录中也保留了专家发生的分析错误，意在体现骨肿瘤与肿瘤样病变影像学诊断的困难性，也表明在诊断中"弟子不必不如师"，鼓励各位医师在今后病例分析时，踊跃发言、各抒己见。

现在是新媒体时代，本书尝试每个病例后均附有二维码，链接着相应病例分析的实况录像，使读者能切实体会读片的体验，能够直接看到图像和老师的讲解。因为书籍篇幅所限，只能选取书中病例的部分典型图像，而视频内录有病例的全部数据。同时在病例分析时，读片者所提及的征象均在录像中以鼠标指示，特别便于初学者学习、掌握。

此套书在中国协和医科大学出版社各位老师帮助下，经数届研究生、进修医师的参与整理，方能面世。参与者众多，作者部分仅列出了本书的主要参与者，其余未能一一列出，在此表示歉意与感谢。特别感谢苏永彬、刘艳东、黄朋举医生付出的努力。感谢骨肿瘤科牛晓辉主任、病理科丁宜主任和宫丽华主任的大力支持，感谢病理科宫丽华主任多次到读片现场为我们答疑解惑。

本套书是北京积水潭医院放射科全体同仁多年临床经验的结晶，希望对读者有所裨益。

程晓光

2021 年 11 月

目　录

病例 1

1 › 病　史

男，15 岁，门诊患者，枢椎病变。

2 › 体格检查

未检查。

3 › 影像学检查

1）X 线影像表现（见下图）

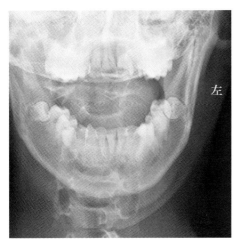

图 1-1　颈椎 X 线开口位片

左

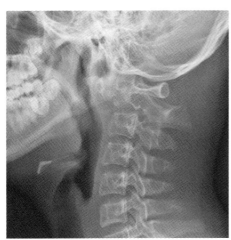

图 1-2　颈椎 X 线侧位片

征象描述： 寰枢关节对位不良，枢椎膨胀性骨质破坏。

2）CT 影像表现（见下图）

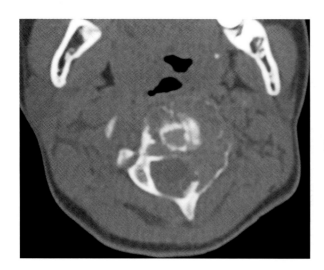

图 1-3　颈椎 CT 平扫横断面骨窗（枢椎层面）

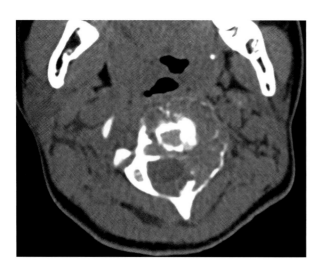

图 1-4　颈椎 CT 平扫横断面软组织窗（枢椎层面）

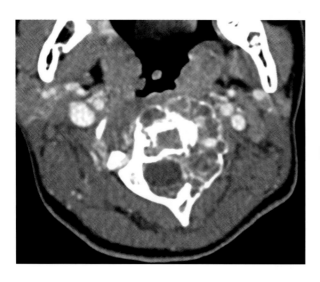

图 1-5　颈椎 CT 增强后横断面软组织窗（枢椎层面）

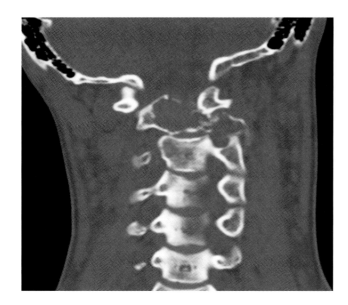

图 1-6　颈椎 CT 平扫冠状面骨窗

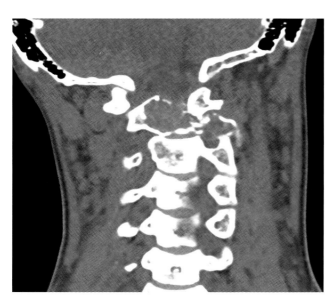

图 1-7　颈椎 CT 平扫冠状面软组织窗

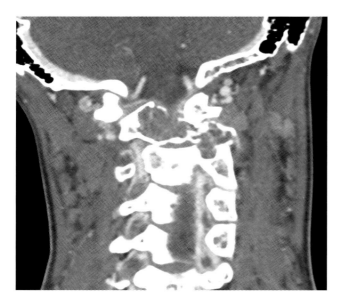

图 1-8　颈椎 CT 增强后冠状面软组织窗

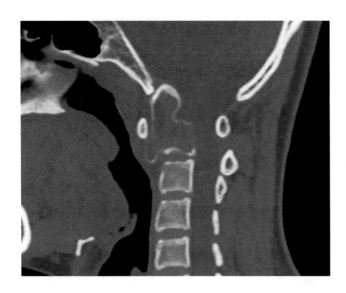

图 1-9　颈椎 CT 平扫矢状面骨窗

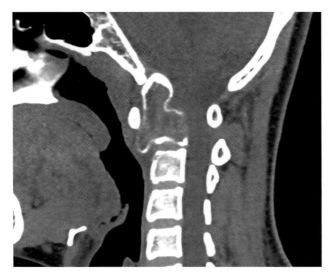

图 1-10　颈椎 CT 平扫矢状面软组织窗

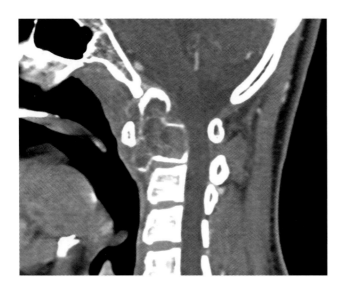

图 1-11　颈椎 CT 增强后矢状面软组织窗

　　征象描述：枢椎膨胀性骨质破坏，内部密度不均匀，可见液－液平面；边缘可见不连续性骨性包壳，增强后可见明显不均匀强化。相应节段脊髓受压。

4 > 初级分析

X线片示枢椎左侧侧块密度减低，边界清晰。CT示枢椎齿状突、左侧侧块及椎弓膨胀性骨质破坏，内部密度不均匀，可见骨嵴和液–液平面，周围骨性包壳形成，骨性包壳外无明显软组织肿块，增强后可见分隔样明显强化。病变内侧皮质虽不完整，但椎体附件区空间较小，皮质破坏较常见，并不能作为判断肿瘤良恶性的依据。此外，该病变同时累及颈3椎体小关节突，但椎小关节间隙较窄、周围韧带强韧，脊柱病变可跨关节生长，因此，该征象亦不能作为诊断要点。青少年的椎体及附件区膨胀性改变，内部多发液–液平面，首先考虑为动脉瘤样骨囊肿（aneurysmal bone cyst，ABC）。鉴别诊断为骨巨细胞瘤伴发ABC样结构，骨巨细胞瘤的发病年龄偏大，且内部多有实性成分，与该病例不相符。

5 > 程晓光教授点评

X线开口位片提示病变可能位于寰椎、枢椎，X线侧位片示寰椎前结节前移，寰椎枢椎影像重叠，提示寰枢关节脱位，下一步应重点观察该部位。CT示枢椎齿状突、椎体及附件膨胀性骨质破坏，内部密度不均匀，无钙化，未见软组织肿块突破骨性包壳，增强后呈多囊样强化。结合患者年龄，首先考虑为动脉瘤样骨囊肿。鉴别诊断为骨巨细胞瘤伴发ABC样结构。

最终诊断

动脉瘤样骨囊肿。

病例 2

1 › **病 史**

男，15 岁，颈部疼痛伴活动受限 4 个月。

2 › **体格检查**

颈部后侧可触及一深在包块，大小约 3.0cm × 2.0cm × 2.0cm，边界清晰，质韧，光滑，压痛（＋），向远端放射。

3 › **影像学检查**

1）X 线影像表现（见下图）

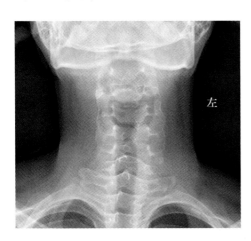

图 2-1　颈椎 X 线正位片

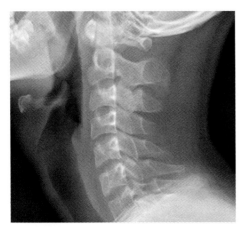

图 2-2　颈椎 X 线侧位片

征象描述：颈 3 右侧附件区密度增高。

2）CT 影像表现（见下图）

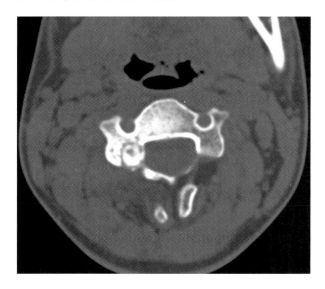

图 2-3　颈椎 CT 平扫横断面骨窗（颈 3 层面）

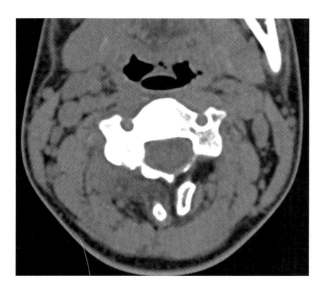

图 2-4　颈椎 CT 平扫横断面软组织窗（颈 3 层面）

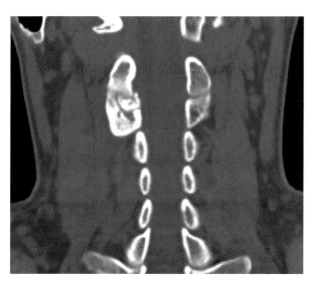

图 2-5　颈椎 CT 平扫冠状面骨窗

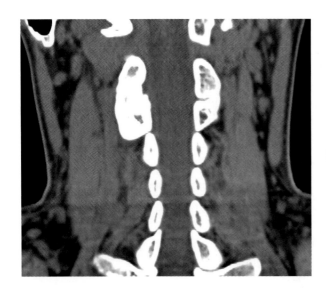

图 2-6　颈椎 CT 平扫冠状面软组织窗

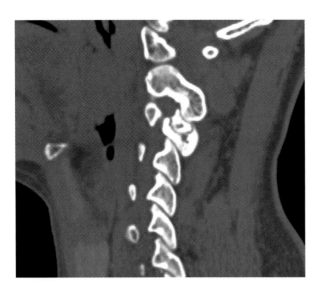

图 2-7　颈椎 CT 平扫矢状面骨窗

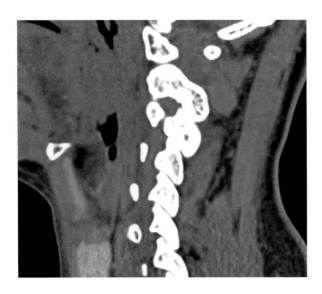

图 2-8　颈椎 CT 平扫矢状面软组织窗

征象描述： 颈 3 右侧附件区可见类椭圆形环状透亮区，大小约 1.0cm，内见小块状致密影，周围骨质硬化。

3）MRI 影像表现（见下图）

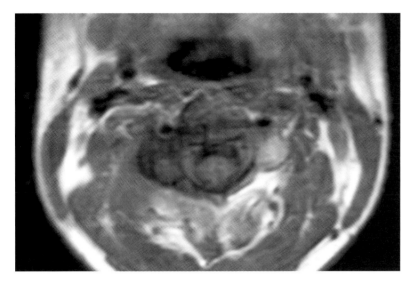

图 2-9　颈椎 MRI 平扫横断面 T_1WI

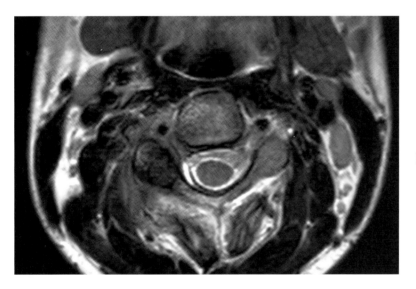

图 2-10　颈椎 MRI 平扫横断面 T_2WI

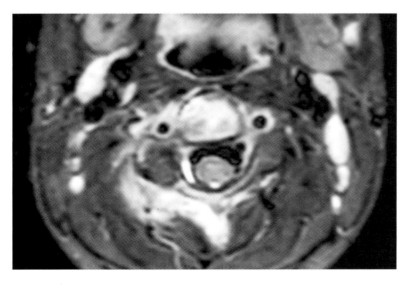

图 2-11　颈椎 MRI 平扫横断面 STIR

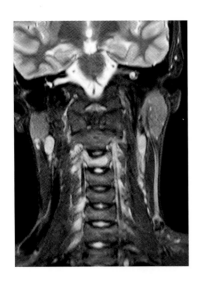

图 2-12　颈椎 MRI 冠状面 STIR

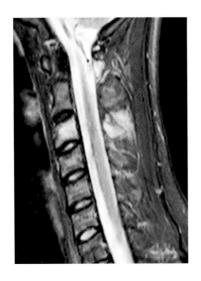

图 2-13　颈椎 MRI 矢状面 STIR

征象描述：颈 3 右侧附件区骨质破坏，周围骨质、软组织水肿，无软组织肿块，相邻椎间盘、颈髓未见异常信号。

4　› 初级分析

X 线片示颈 3 右侧关节突片状高密度影。CT 片示颈 3 右侧横突及上关节突低密度瘤巢，大小约 1.0cm，内部钙化，边缘硬化，周围软组织水肿。MRI 示病变呈低信号，周围骨髓及软组织广泛水肿，为骨样骨瘤典型表现。此外，MRI 增强扫描对显示骨样骨瘤的瘤巢有独特优势，瘤巢内细胞密集区域为环状的富血运区，在 MRI 增强图像上表现为钙化周围的环形强化区，而 CT 增强扫描常不能清晰显示该区域。

5　› 程晓光教授点评

患者为青少年，X 线片示颈 3 椎板及棘突高密度影。CT 图像示颈 3 右侧附件区骨质破坏（瘤巢），内部钙化，周围骨组织反应性硬化。MRI 示病变周围骨髓及软组织明显水肿，为典型的骨母细胞瘤／骨样骨瘤。骨母细胞瘤与骨样骨瘤的病理学表现一致，影像学常根据病变大小进行人为区分，此外，部分骨母细胞瘤的瘤巢形态不如骨样骨瘤规则，内部钙化亦不规则或无钙化，周围反应性硬化更明显。

最终诊断

骨样骨瘤。

病例 3

1 › **病　史**

男，40岁，4个月前无明显诱因出现颈部疼痛，向左上臂放射，轻度活动受限。切开活检术后。

2 › **体格检查**

颈7棘突左侧轻微隆起，可触及质韧包块，与周围无粘连，压痛（＋）。

3 › **影像学检查**

1）X线影像表现（见下图）

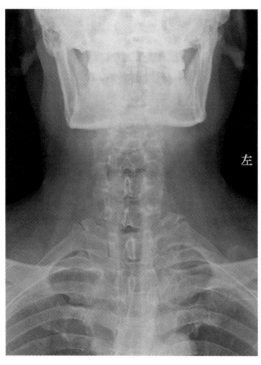
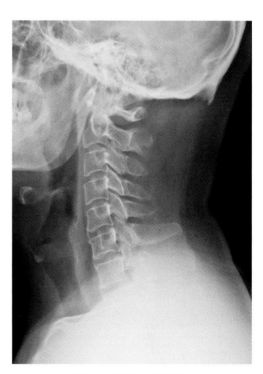

图 3-1　颈椎 X 线正位片　　　　　　　　图 3-2　颈椎 X 线侧位片

征象描述： 颈椎退行性改变，未见明显骨质破坏。

2）CT 影像表现（见下图）

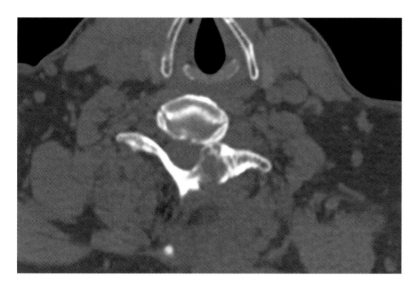

图 3-3　颈椎 CT 平扫横断面骨窗
　　　　（颈 7 层面）

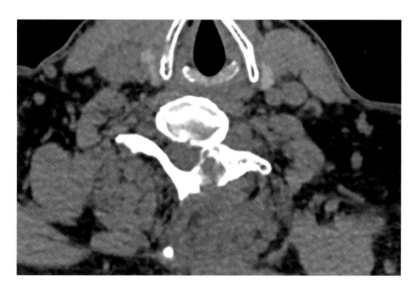

图 3-4　颈椎 CT 平扫横断面软组织窗
　　　　（颈 7 层面）

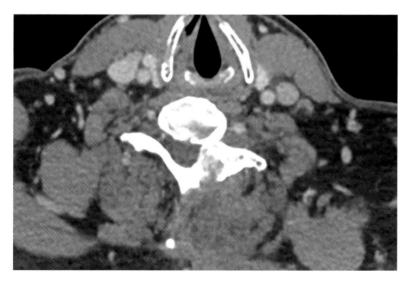

图 3-5　颈椎 CT 增强后横断面软组织窗
　　　　（颈 7 层面）

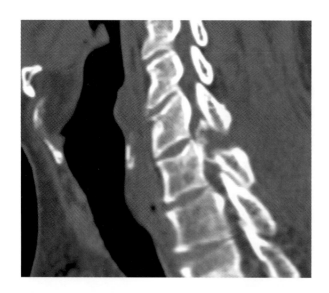

图 3-6 颈椎 CT 平扫矢状面骨窗

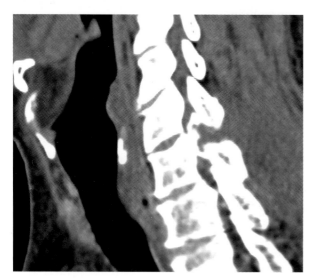

图 3-7 颈椎 CT 平扫矢状面软组织窗

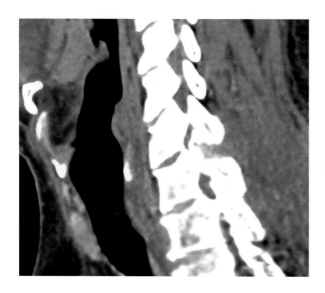

图 3-8 颈椎 CT 增强后矢状面软组织窗

征象描述：颈 7 左侧附件区膨胀性骨质破坏，横断面大小约 1.3cm×1.6cm，边界尚清，无明显硬化边，增强扫描后明显强化。

4 › 初级分析

X 线片未见明确骨质破坏征象。CT 图像示颈 7 左侧椎板和关节突骨质破坏，前缘骨质轻度膨胀，边界清晰，无明显硬化边，病变内部呈均匀软组织密度，未见钙化或成骨，增强扫描后明显强化；病变左后方软组织肿胀，未见强化，考虑为术后水肿。综合考虑为偏良性病变，结合发病部位，首先考虑为骨母细胞瘤，但骨母细胞瘤一般有较多骨化，此例不典型。鉴别诊断包括纤维类或软骨类病变，但二者强化方式与该病例不相符。此外，需与感染鉴别，感染多表现为骨质破坏和骨膜反应，较少出现膨胀性改变。

5 › 程晓光教授点评

患者为中年男性，X 线片未见明确异常征象。CT 图像示颈 7 左侧附件区骨质破坏，病变较为局限，边界清晰，前缘轻度膨胀，左侧椎间孔狭窄，与临床症状相匹配，左后方软组织肿胀；增强扫描示病变内实质区明显强化，而左后方软组织肿胀区未见明确强化，考虑为术后改变。椎体附件良性骨病变，首先考虑为骨母细胞瘤。

最终诊断

骨母细胞瘤。

病例 4

1 › 病　史

男，27 岁，门诊患者，发现颈椎病变 3 月余。

2 › 体格检查

未检查。

3 › 影像学检查

CT 影像表现（见下图）

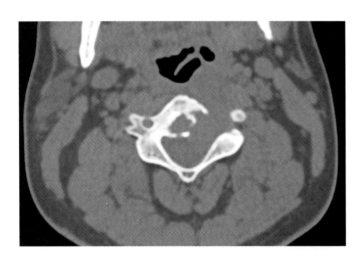

图 4-1　颈椎 CT 平扫横断面骨窗
（颈 3 层面）

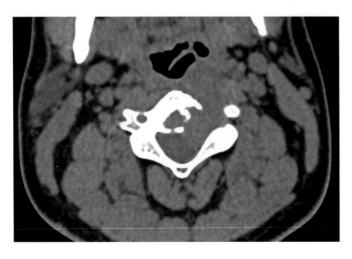

图 4-2　颈椎 CT 平扫横断面软组织窗
（颈 3 层面）

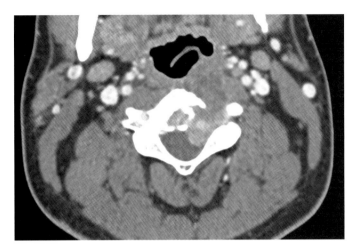

图 4-3　颈椎 CT 增强后横断面软组织窗（颈 3 层面）

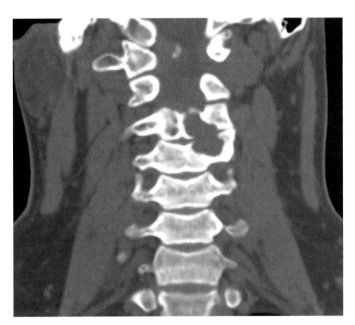

图 4-4　颈椎 CT 平扫冠状面骨窗

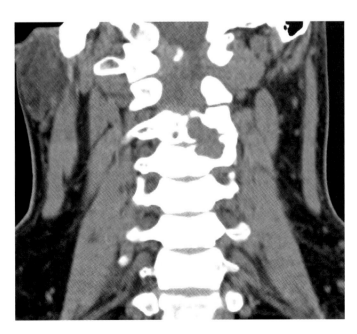

图 4-5　颈椎 CT 平扫冠状面软组织窗

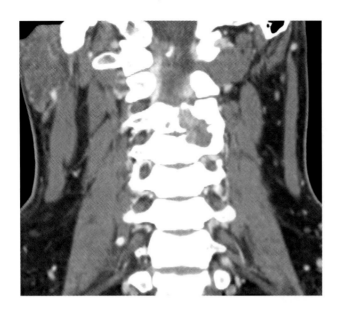

图 4-6　颈椎 CT 增强后冠状面软组织窗

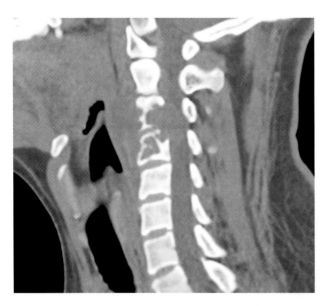

图 4-7　颈椎 CT 平扫矢状面骨窗

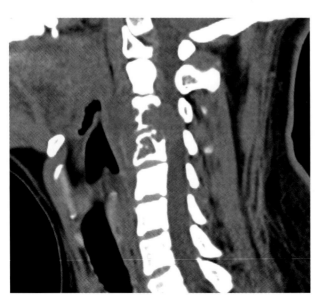

图 4-8　颈椎 CT 平扫矢状面软组织窗

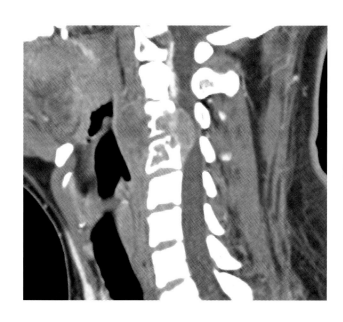

图 4-9　颈椎 CT 增强后矢状面软组织窗

征象描述：颈 3、颈 4 椎体及左侧附件骨质破坏伴软组织肿块形成，密度欠均匀，病变部分向前生长，推挤咽后壁，部分向后突向椎管内，压迫硬膜囊，左侧横突孔受累，推挤左侧椎动脉；增强扫描后可见明显不均匀强化。

4　初级分析

CT 图像示颈 3、颈 4 椎体及左侧附件骨质破坏，无硬化边，伴软组织肿块形成，与前方咽后壁分界不清，向后突向椎管内，椎间孔受累，椎旁似见稍高密度影，椎间隙稍变窄。增强扫描后，明显不均匀强化。可考虑以下诊断：①感染性病变，如结核等。本例同时累及 2 节椎体，且周围存在软组织肿块，支持该诊断，但其椎间隙狭窄程度稍欠缺，强化方式亦与感染所形成的脓肿不相符。②嗜酸性肉芽肿（朗格汉斯细胞组织细胞增生症），多表现为椎体骨质破坏伴软组织肿块，但较少侵犯多个椎体，软组织肿块密度也较为均匀，与本例不符。③转移瘤，表现多样，可累及多个椎体。根据本例表现，倾向考虑为椎管转移瘤侵犯椎体，但患者较年轻，转移瘤发病率较低。④神经源性肿瘤，可同时侵犯 2 个椎体，椎管内外均存在软组织肿块，但本例椎间孔扩张程度不如神经源性肿瘤显著。

5　程晓光教授点评

患者为青年男性，CT 平扫图像示颈 3、颈 4 骨质破坏，颈 3 椎体轻度压缩变扁，周围存在稍低密度软组织肿块；增强扫描后，软组织肿块明显不均匀强化。椎间隙变化是鉴别脊柱肿瘤和感染的重要征象，本例的椎间隙无明显受累，与感染不符，强化方式亦不支持感染。嗜酸性肉芽肿所累及椎体常存在明显的塌陷改变，与本例不符。综合考虑为恶性肿瘤，如转移瘤、淋巴瘤、多发性骨髓瘤等。

最终诊断

上皮样肉瘤。

病例 5

1 › **病 史**

男，49 岁，间断性颈部疼痛伴右手疼痛、麻木 6 个月。

2 › **体格检查**

无明显异常。

3 › **影像学检查**

1）X 线影像表现（见下图）

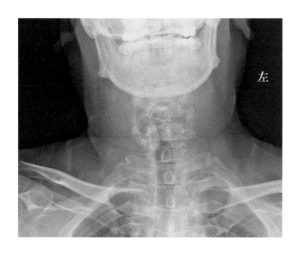

图 5-1　颈椎 X 线正位片

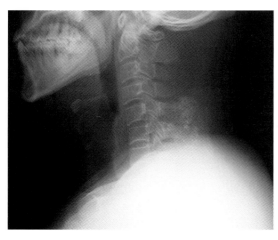

图 5-2　颈椎 X 线侧位片

征象描述：颈 5、颈 6 椎体后部团块状高密度影，边界不清。

2）CT 影像表现（见下图）

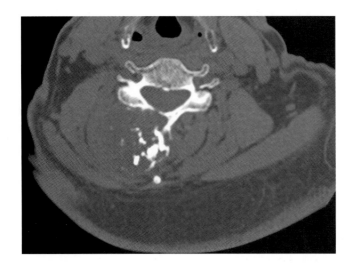

图 5-3　颈椎 CT 平扫横断面骨窗

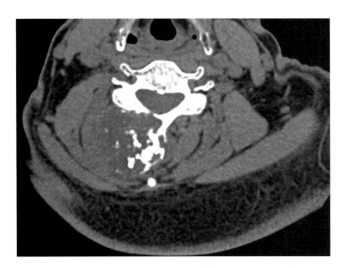

图 5-4　颈椎 CT 平扫横断面软组织窗

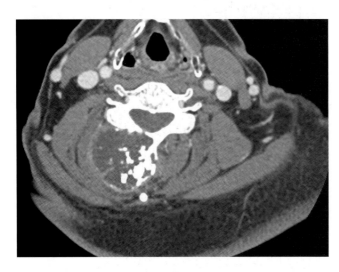

图 5-5　颈椎 CT 增强后横断面软组织窗

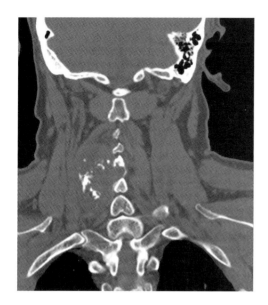

图 5-6　颈椎 CT 平扫冠状面骨窗

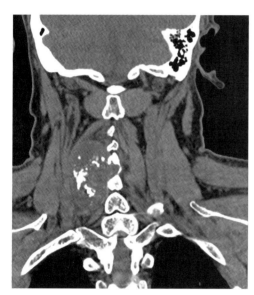

图 5-7　颈椎 CT 平扫冠状面软组织窗

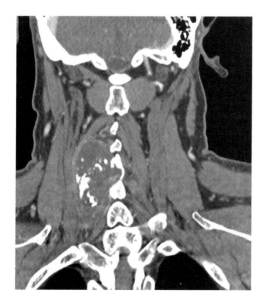

图 5-8　颈椎 CT 增强后冠状面软组织窗

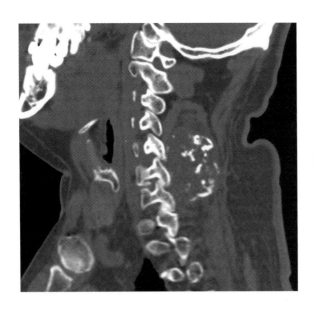

图 5-9　颈椎 CT 平扫冠状面骨窗

征象描述：颈 5 棘突骨质破坏伴右侧软组织肿块形成，平扫呈中低密度，内部多发不规则钙化，周围骨质受压改变，增强扫描后边缘明显强化。

3）MRI 影像表现（见下图）

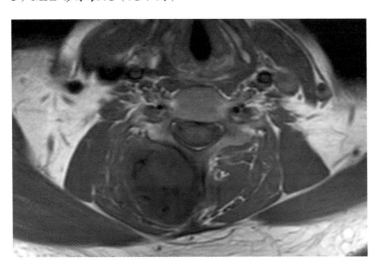

图 5-10　颈椎 MRI 横断面 T_1WI

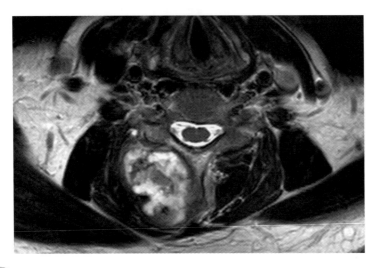

图 5-11　颈椎 MRI 横断面 T_2WI

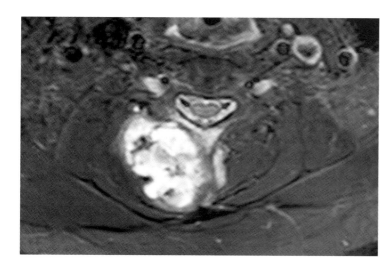

图 5-12 颈椎 MRI 横断面脂肪抑制 T_2WI

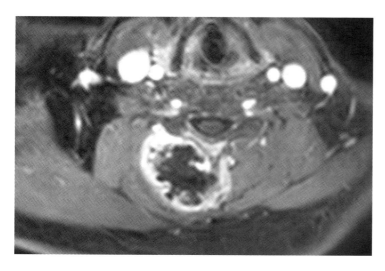

图 5-13 颈椎 MRI 增强后横断面脂肪抑制 T_1WI

征象描述：颈 5 棘突骨质破坏，可见分叶状软组织肿块突破皮质，呈 T_1WI 低、T_2WI 高信号，内部散在斑点及不规则低信号，邻近骨质及软组织轻度水肿。增强扫描示病变边缘明显强化。

4 ▶ **初级分析**

颈椎 X 线片示颈 5～颈 7 棘突局部膨大、形态不规则，密度不均匀。CT 图像示颈 5 棘突及右侧椎板骨质破坏，右侧椎旁见不规则软组织肿块，边界尚清，内部多发不规则高密度影，应为软骨钙化，增强扫描后，病灶边缘强化、内部无明显强化，考虑为软骨源性肿瘤。MRI 示肿块 T_1WI 呈低信号，T_2WI 及 FS-T_2WI 呈以高信号为主的混杂信号，考虑为软骨小叶改变，增强扫描示病变边缘明显强化，内部强化不明显，是软骨源性病变的典型表现，结合病灶内钙化形态，首先考虑低级别软骨肉瘤。鉴别诊断包括其他软骨源性病变，如软骨黏液样纤维瘤、软骨母细胞瘤等。

5 ▶ **程晓光教授点评**

颈椎 X 线片示颈 5、颈 6 椎体后部不规则高密度影，仅凭 X 线片难以判断病变性质及来源部位。CT 图像示病变源于颈 5 棘突，于其右侧形成软组织肿块，压迫邻近椎板，肿块密度略低于肌肉，内部多发钙化；增强扫描后，边缘及间隔强化。MRI 示肿块为 T_1WI 低、T_2WI 高信号，提示病变含水量较高，内部存在低信号钙化及间隔；增强后，病变边缘及间隔强化，为软骨肉瘤的典型表现。对于部分高龄患者，可能存在骨软骨瘤恶变的情况，但本例无明显骨软骨瘤征象。

最终诊断

软骨肉瘤 1 级，局灶不除外 2 级。

病例 6

1 › 病　史

男，55岁，1个月前出现背痛，就诊于当地医院行腰椎CT检查未见明显异常，未行治疗，症状无缓解。后出现颈部疼痛，伴下肢麻木、肌力减退、感觉减退。

2 › 体格检查

未检查。

3 › 影像学检查

1）CT影像表现（见下图）

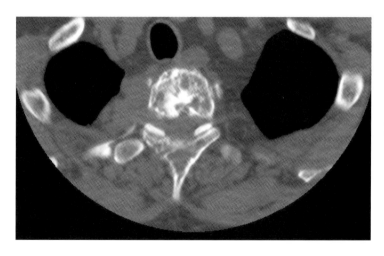

图 6-1　胸椎CT平扫横断面骨窗
（胸2层面上）

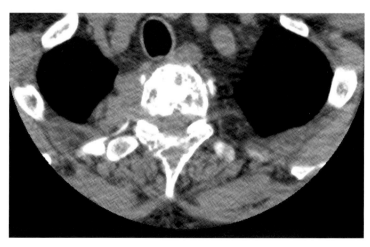

图 6-2　胸椎CT平扫横断面软组织窗
（胸2层面上）

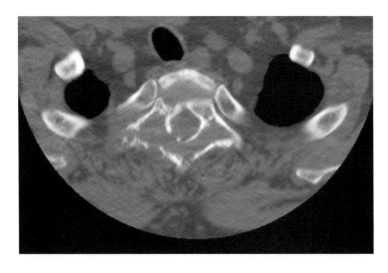

图 6-3　胸椎 CT 平扫横断面骨窗
（胸 2 层面下）

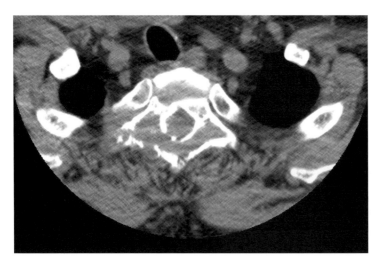

图 6-4　胸椎 CT 平扫横断面软组织窗
（胸 2 层面下）

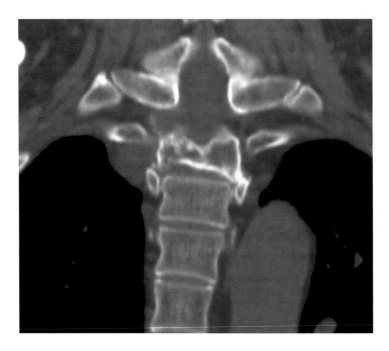

图 6-5　胸椎 CT 平扫冠状面骨窗

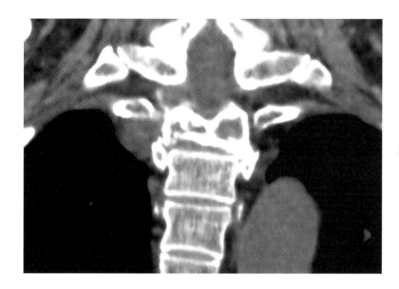

图 6-6　胸椎 CT 平扫冠状面软组织窗

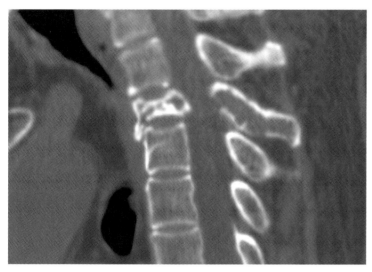

图 6-7　胸椎 CT 平扫矢状面骨窗

征象描述： 胸 2 椎体压缩变扁，椎体及附件溶骨破坏伴软组织肿块，骨皮质不连续，相应水平椎管狭窄。

2）MRI 影像表现

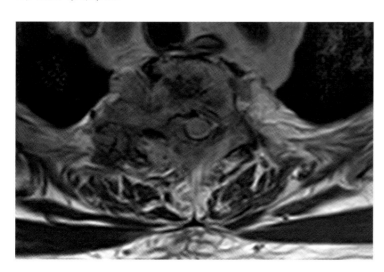

图 6-8　胸椎 MRI 横断面 T_2WI

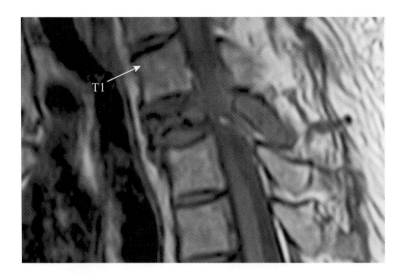

图 6-9　胸椎 MRI 矢状面 T_1WI

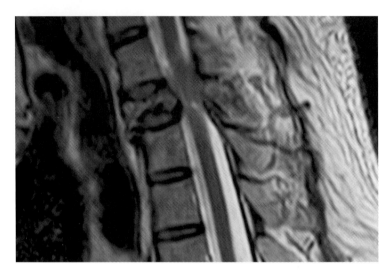

图 6-10　胸椎 MRI 矢状面 T_2WI

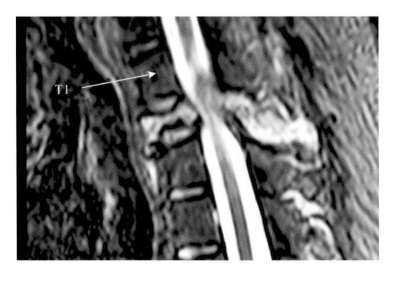

图 6-11　胸椎 MRI 矢状面脂肪抑制 T_2WI

　　征象描述： 胸 2 椎体压缩变扁，信号不均，周围存在软组织肿块，脂肪抑制 T_2WI 序列示椎体及附件为高信号，相应水平脊髓内存在小片高信号影。

4 > 初级分析

颈椎 CT 扫及胸 2 椎体及附件溶骨性破坏，密度不均匀，局部穿凿样改变，边缘轻度硬化，周围有软组织肿块，矢状面示胸 2 椎体压缩变形，软组织肿块可能为肿瘤自行生长所致，也可能是椎体压缩后挤出，单凭此图像难以判断。MRI 示胸 2 椎体压缩变扁，T_1WI、T_2WI 示椎体及附件呈均匀等信号；T_2WI 压脂示椎体及附件高信号，可见椎管狭窄，脊髓变性。本例 MRI 平扫主要可观察病变对脊髓及神经根的压迫情况，但对明确病变性质帮助不大。单个椎体的溶骨破坏，可考虑浆细胞瘤、骨巨细胞瘤等。患者年龄偏大，更倾向于浆细胞瘤。其他鉴别诊断包括嗜酸性肉芽肿、软骨母细胞瘤，此二者发病年龄偏小，炎性反应更明显，与本例不符，故不考虑。

5 > 程晓光教授点评

颈椎 CT 平扫示胸 2 椎体及附件骨质破坏。MRI 示胸 2 骨质破坏、皮质中断，考虑为恶性病变。病灶局限于单一椎节，椎体及附件均广泛受累，与骨巨细胞瘤表现不相符，首先考虑为血液来源肿瘤。结合患者年龄，首先考虑浆细胞瘤或多发性骨髓瘤，有观点认为浆细胞瘤与骨髓瘤是同一病变不同阶段。鉴别诊断为侵袭性血管瘤，可行 CT/MRI 增强检查以进一步明确诊断。

最终诊断

骨孤立性浆细胞瘤 / 浆细胞骨髓瘤。

病例 7

1 › 病　史

男，37 岁，2 周前无明显诱因出现后背痛，长距离行走后左腿麻木。

2 › 体格检查

左腿大部分区域麻木。

3 › 影像学检查

1）CT 影像表现（见下图）

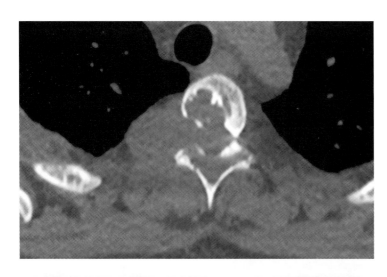

图 7-1　胸椎 CT 平扫横断面骨窗
　　　　（胸 3 层面）

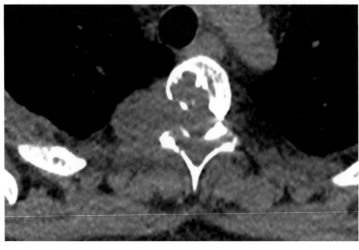

图 7-2　胸椎 CT 平扫横断面软组织窗
　　　　（胸 3 层面）

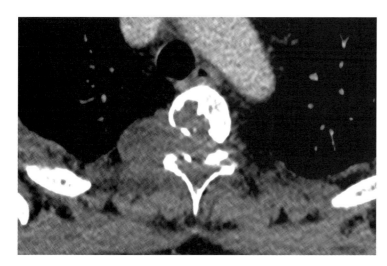

图 7-3　胸椎 CT 增强后横断面软组织窗
（胸 3 层面）

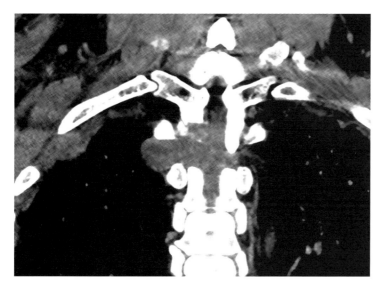

图 7-4　胸椎 CT 增强后冠状面软组织窗

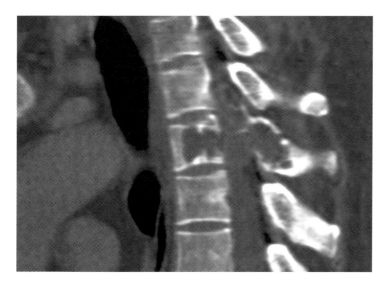

图 7-5　胸椎 CT 平扫矢状面骨窗

　　征象描述： 胸 3 椎体、右侧椎弓根、双侧椎板及横突溶骨性骨质破坏，伴骨嵴和硬化边，椎间孔区域皮质消失，右侧椎间孔扩大，软组织肿块经右侧椎间孔突向椎管外，胸髓受压，增强扫描后可见肿块轻度强化。

2）MRI 影像表现（见下图）

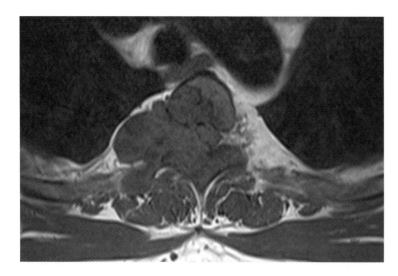

图 7-6　胸椎 MRI 横断面 T₁WI
（胸 3 层面）

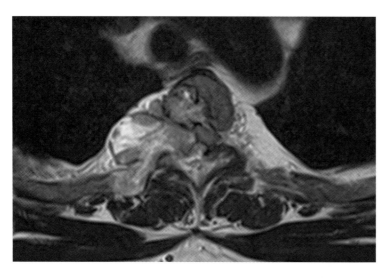

图 7-7　胸椎 MRI 横断面 T₂WI
（胸 3 层面）

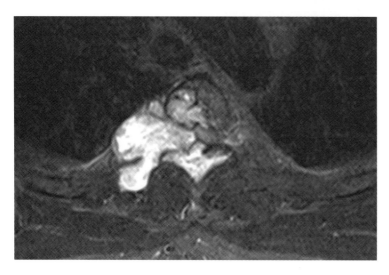

图 7-8　胸椎 MRI 横断面脂肪抑制 T₂WI
（胸 3 层面）

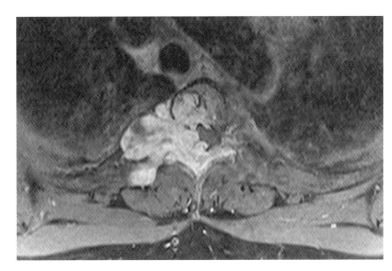

图 7-9 胸椎 MRI 增强后横断面脂肪抑制 T_1WI（胸 3 层面）

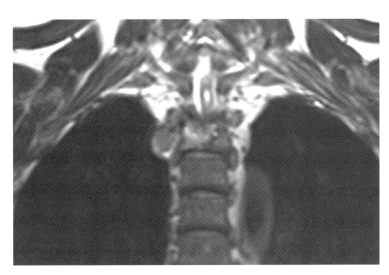

图 7-10 胸椎 MRI 冠状面 T_2WI

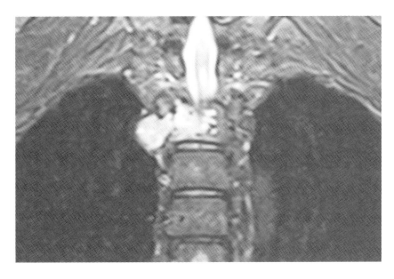

图 7-11 胸椎 MRI 冠状面脂肪抑制 T_2WI

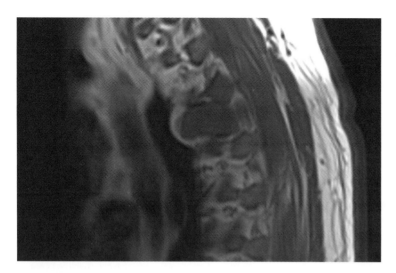

图 7-12 胸椎 MRI 矢状面 T$_1$WI

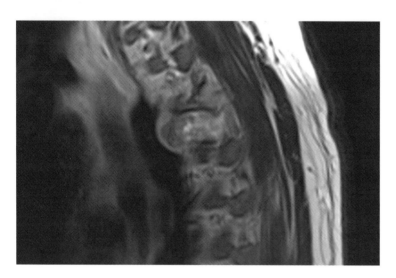

图 7-13 胸椎 MRI 矢状面脂肪抑制 T$_2$WI

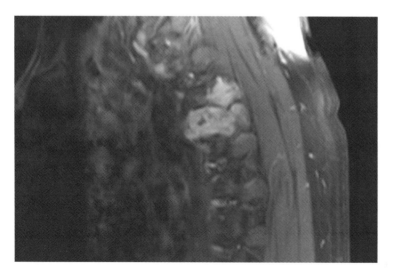

图 7-14 胸椎 MRI 增强后脂肪抑制矢状面 T$_1$WI

　　征象描述：胸 3 ~ 胸 4 右侧椎间孔区见哑铃状软组织影，呈等 T$_1$WI、混杂稍高 T$_2$WI，侵蚀、破坏胸 3 椎体右侧份、右侧椎弓、双侧横突及棘突，并向左推压脊髓，致相应水平椎管狭窄，增强扫描后可见显著强化。

4 › 初级分析

CT 图像示胸 3 椎体及附件溶骨破坏，局部呈分叶状，内部存在骨嵴，边缘硬化，右侧椎旁软组织肿块，矢状面显示其中心位于右侧椎间孔，分别向前、向后侵犯骨质，平扫密度均匀，不伴钙化或骨化影，病灶后缘界限欠清，提示存在一定侵袭性，考虑为起源于椎间孔的神经源性肿瘤，鉴别诊断为起源于硬膜外的肿瘤，如转移瘤或淋巴瘤；增强扫描后无明显强化，可除外转移瘤。MRI 显示肿块中心位于胸 3~胸 4 右侧椎间孔，致其明显增宽，并向椎旁、椎管内挤压，同时向前、向后侵犯椎体及附件；病变信号混杂，存在较多 T_2WI 高信号，提示液体成分较多；增强扫描后明显强化，可除外淋巴瘤。此外，还需鉴别骨来源的病变，如骨巨细胞瘤，虽然骨病变可有椎旁软组织肿块，但椎间孔一般不扩大，且骨质多膨胀，与本例不符。综上所述，首先考虑为具有一定侵袭性的神经源性肿瘤，鉴别诊断为起源于硬膜外的肿瘤。

5 › 程晓光教授点评

CT 图像示胸 3 椎体及附件骨质破坏、右侧神经孔软组织肿块，需明确病变中心、关注病变与神经孔的关系，此例中，右侧椎间孔明显扩大，首先考虑为神经源性肿瘤。MRI 显示病变范围更加清晰，可以明确病变源于神经孔并明显侵犯周围骨质，需考虑恶性神经源性肿瘤可能。鉴别诊断包括浆细胞瘤及淋巴瘤，此二者很少明显累及神经孔。

最终诊断

神经鞘瘤。

病例 8

1 › 病 史

男，26 岁，11 个月前无明显诱因出现后背部疼痛并逐渐加重，7 个月前检查发现胸 4 椎体及左侧第 4、第 5 肋骨病变。穿刺活检术后。

2 › 体格检查

胸 4 棘突及左侧第 4、第 5 后肋骨压痛，未触及包块。

3 › 影像学检查

1）CT 影像表现（见下图）

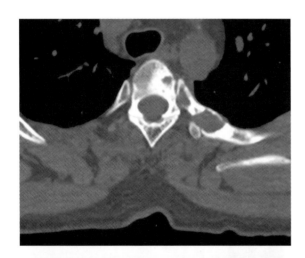

图 8-1　胸椎 CT 平扫横断面骨窗（胸 4 层面上）

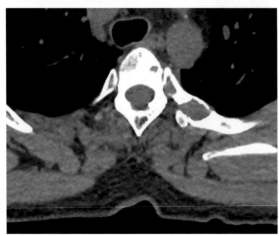

图 8-2　胸椎 CT 平扫横断面软组织窗（胸 4 层面上）

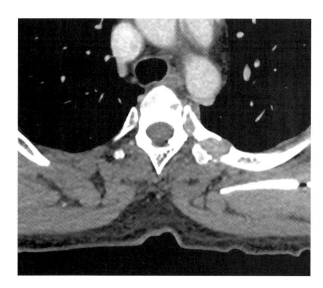

图 8-3　胸椎 CT 增强后横断面软组织窗（胸 4 层面上）

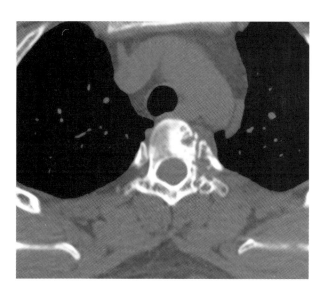

图 8-4　胸椎 CT 平扫横断面骨窗（胸 4 层面下）

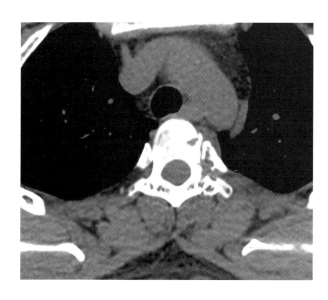

图 8-5　胸椎 CT 平扫横断面软组织窗（胸 4 层面下）

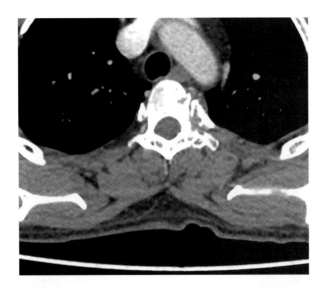

图 8-6 胸椎 CT 增强后横断面软组织窗（胸 4 层面下）

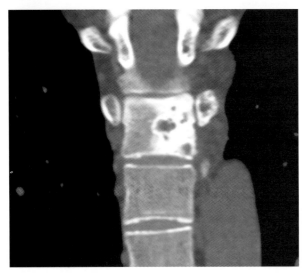

图 8-7 胸椎 CT 平扫冠状面骨窗

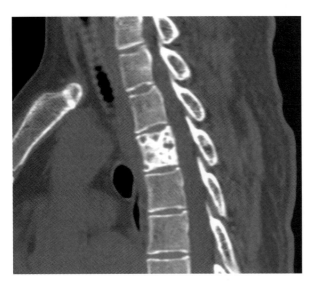

图 8-8 胸椎 CT 平扫矢状面骨窗

征象描述： 胸 4 椎体左份、左侧椎弓根、椎板、横突以及左侧第 4 后肋多发骨质破坏，部分骨质密度增高，局部骨皮质不连续伴软组织肿块形成，增强扫描后可见明显强化。

2）MRI 影像表现（见下图）

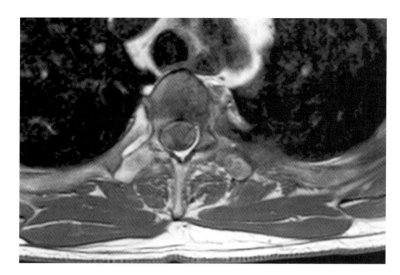

图 8-9　胸椎 MRI 横断面 T_1WI

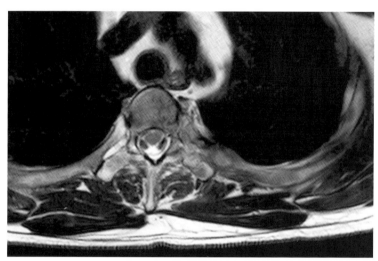

图 8-10　胸椎 MRI 横断面 T_2WI

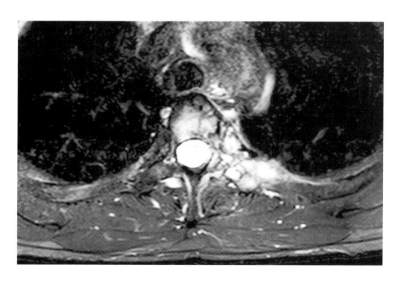

图 8-11　胸椎 MRI 横断面脂肪抑制 T_2WI

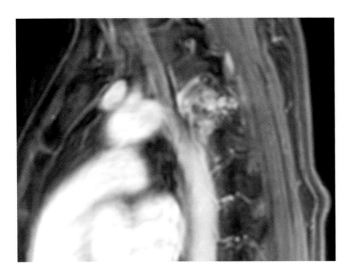

图 8-12 胸椎 MRI 增强后矢状面脂肪抑制 T_1WI

征象描述： 胸 4 椎体左份、左侧椎弓根、椎板、横突以及左侧第 4 后肋多发骨质破坏，呈 T_1WI 等低、T_2WI 等高、T_2WI 压脂混杂高信号，局部软组织肿块突破骨皮质，增强扫描后可见明显不均匀强化。

4 › 初级分析

患者为青年男性，CT 图像示胸 4 椎体左份及左侧附件、左侧第 4 后肋多发骨质破坏，局部存在反应性增生，增强扫描后呈轻中度强化，肋椎关节无明显异常。青年男性，多骨、多灶性骨破坏伴局部修复性改变，是肿瘤性病变的可能性小，考虑为低毒力感染或嗜酸性肉芽肿（朗格汉斯细胞组织细胞增生症）。MRI 示病变 T_2WI 压脂呈混杂高信号，周围轻度水肿、软组织肿胀，增强扫描后明显不均匀强化。根据这种"边破坏、边修复、多病灶、周围水肿、明显强化"的影像表现，首先考虑为嗜酸性肉芽肿，鉴别诊断包括低毒力感染、结核等，但本例未见明确死骨。此外，病变内部实性成分较多，不能除外血管源性肿瘤，如血管内皮瘤。

5 › 程晓光教授点评

患者为青年男性，CT 图像示胸 4 椎体左侧份及左侧附件区、左侧第 4 后肋多发骨质破坏，局部硬化，肋椎关节及椎小关节存在，增强扫描可见强化，需要考虑嗜酸性肉芽肿。MRI 示病灶呈明显 T_2WI 压脂高信号，多中心分布且较为分散，符合血管源性肿瘤表现，如血管内皮瘤，但血管内皮瘤多见于四肢长管状骨，相对少见于脊柱。该例关节间隙显示清楚，故感染性病变不作为主要考虑。

最终诊断

鞋钉样血管瘤（又称靶样含铁血黄素沉积性血管瘤）。

病例 9

1 › **病 史**

女，53 岁，8 个月前无明显诱因出现背部疼痛，后逐渐加重，外院行 CT 检查，提示"肺部肿瘤"。

2 › **体格检查**

胸 6 棘突左侧稍隆突，触及一骨性突起，触压痛明显，皮温稍高。

3 › **影像学检查**

1）X 线影像表现（见下图）

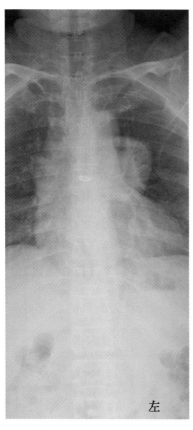

图 9-1　胸椎 X 线正位片

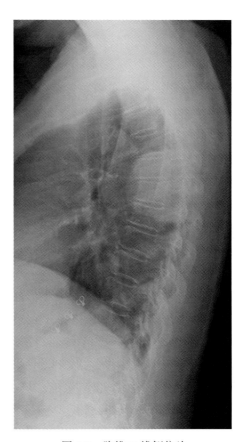

图 9-2　胸椎 X 线侧位片

征象描述： 胸 5～胸 7 左旁半圆形软组织肿块，边缘光滑、内部密度较均匀，邻近椎体、椎间隙无明确异常。

2）CT 影像表现（见下图）

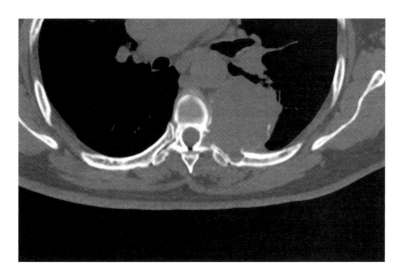

图 9-3　胸椎 CT 平扫横断面骨窗

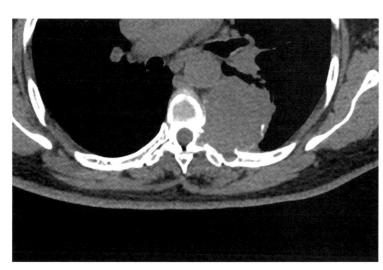

图 9-4　胸椎 CT 平扫横断面软组织窗

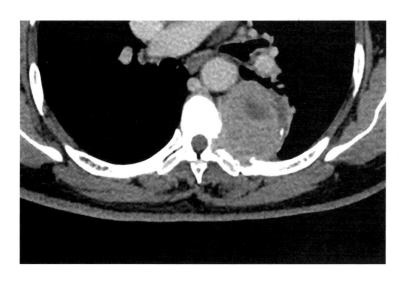

图 9-5　胸椎 CT 增强后横断面软组织窗

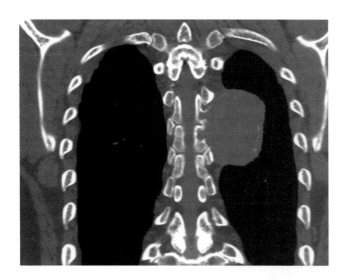

图 9-6　胸椎 CT 平扫冠状面骨窗

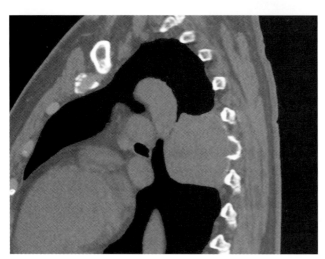

图 9-7　胸椎 CT 平扫矢状面骨窗

　　征象描述：左侧第 6 后肋及胸 6 左侧附件及部分椎体骨质破坏伴软组织肿块形成，直径约 5.5cm，边缘存在不连续骨性包壳，软组织肿块平扫呈中等偏低密度，增强扫描后可见明显不均匀强化。

3）MRI 影像表现（见下图）

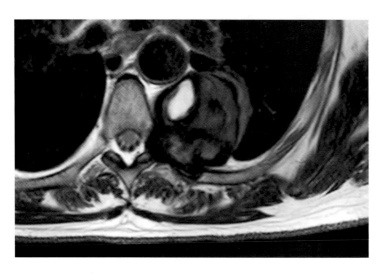

图 9-8　胸椎 MRI 横断面 T$_2$WI

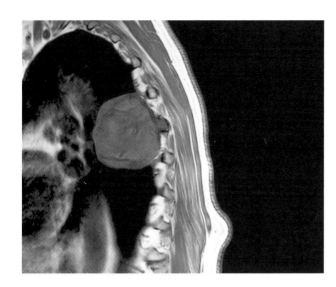

图 9-9　胸椎 MRI 矢状面 T_1WI

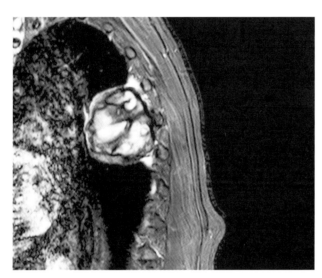

图 9-10　胸椎 MRI 矢状面脂肪抑制 T_2WI

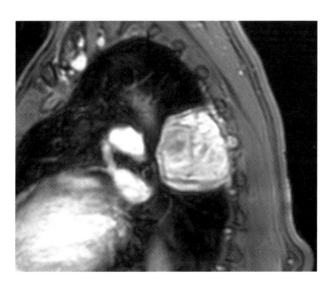

图 9-11　胸椎 MRI 增强后矢状面脂肪
　　　　抑制 T_1WI

征象描述：左侧第 6 后肋骨质破坏伴软组织肿块形成，向前突向胸腔，向内侧累及肋椎关节、胸 6 左侧附件，病变内部信号混杂，大部分区域 T_2WI 信号偏低，增强扫描后可见不均匀强化。

4 › **初级分析**

患者为中年女性，X 线片示胸 6 椎体左侧巨大软组织肿物影，边界清晰锐利，邻近椎体及椎间隙未见明显破坏征象，考虑为后纵隔起源肿瘤。CT 图像示胸 6 椎体左侧软组织肿块，密度不均匀，局部可见低密度区，边缘可见骨性包壳，邻近肋骨头、胸椎体及椎小关节突可见骨质破坏，肺组织受压推移，增强扫描后可见病灶明显强化，内部存在不强化的液化坏死区。瘤 - 肺交界区清晰锐利、周围骨质破坏，应为胸膜外病变，首先考虑后纵隔来源肿瘤，其中以神经源性肿瘤最常见，但本例椎间孔扩大不显著；其次可能为胸膜来源肿瘤，如胸膜间皮瘤，但胸膜间皮瘤形态多扁平，与本例不符；此外，还需考虑骨源性肿瘤。MRI 示软组织肿块内 T_2WI 信号混杂，T_1WI 图像存在局部稍高信号，考虑为出血。综上所述，首先考虑为神经源性肿瘤伴出血，鉴别诊断包括副神经节瘤、胸膜来源的孤立性纤维瘤或胸膜间皮瘤。

5 › **程晓光教授点评**

胸椎 X 线正侧位片显示后纵隔 - 脊柱左侧巨大软组织肿物，椎间隙正常。CT 图像显示肿物边缘似存在钙化包膜，提示肿物生长缓慢，结合该肿物发生部位，首先应考虑神经源性肿瘤，需要关注椎间孔改变情况，本例椎间孔无明确扩大。CT 骨窗图像显示肋骨、胸 6 椎体及附件骨质破坏，并且 MRI 示肋骨头破坏最为显著，因此不能除外骨来源病变，如软骨肉瘤等。

最终诊断

骨巨细胞瘤。

病例 10

1 > **病　史**

女，50 岁，体检发现左侧胸背部肿物 5 个月，伴轻度疼痛，夜间略明显。穿刺活检术后。

2 > **体格检查**

无异常。

3 > **影像学检查**

1）X 线影像表现（见下图）

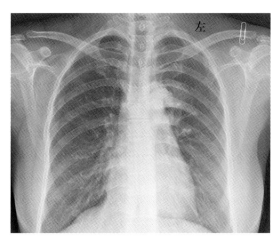

图 10-1　双肋骨 X 线正位片

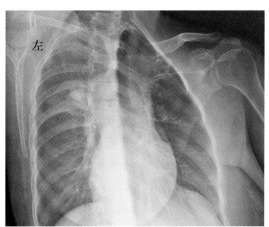

图 10-2　左肋骨 X 线斜位片

征象描述： 左侧第 6 胸肋关节处混杂高密度团块。

2）CT 影像表现（见下图）

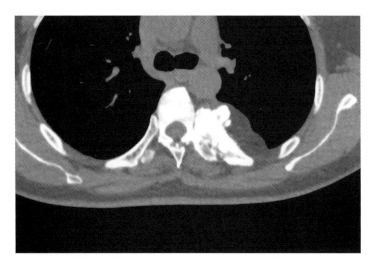

图 10-3　胸椎 CT 平扫横断面骨窗
（胸 6 层面）

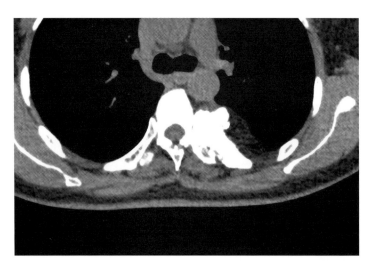

图 10-4　胸椎 CT 平扫横断面软组织窗
（胸 6 层面）

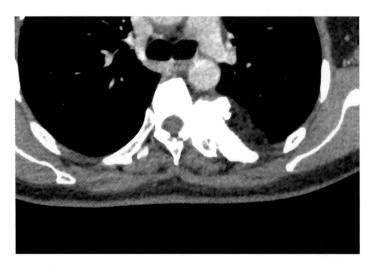

图 10-5　胸椎 CT 增强后横断面软组织窗
（胸 6 层面）

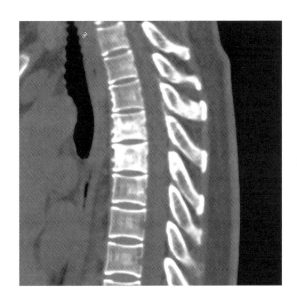

图 10-6 胸椎 CT 平扫矢状面骨窗

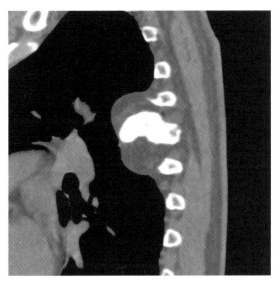

图 10-7 左侧第 6 肋骨 CT 平扫矢状面骨窗

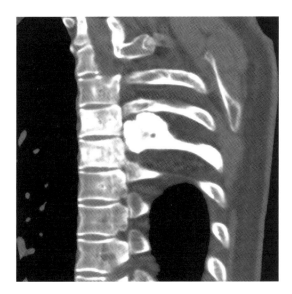

图 10-8 左侧第 6 肋骨 CT 平扫斜冠状面骨窗

征象描述：左侧第 6 肋骨头（胸肋关节处）不规则形骨性密度肿块影，范围约 3.4cm×2.7cm×

2.4cm（长 × 宽 × 高），病灶边界尚清，内部密度不均匀，局部伴骨膜反应，前缘软组织密度影。胸5~胸7椎体、左侧第7后肋密度增高。

　　3）MRI 影像表现（见下图）

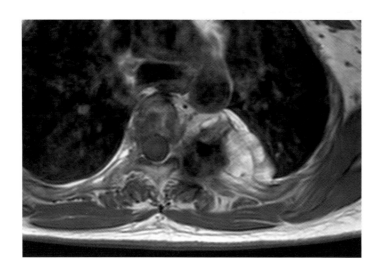

图 10-9　胸椎 MRI 横断面 T_1WI

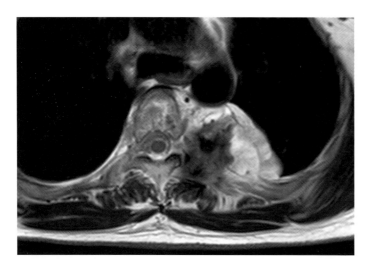

图 10-10　胸椎 MRI 横断面 T_2WI

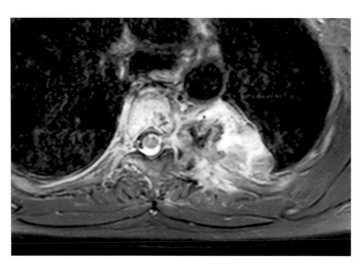

图 10-11　胸椎 MRI 横断面脂肪抑制 T_2WI

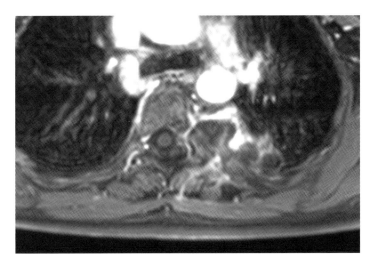

图 10-12　胸椎 MRI 增强后横断面脂肪抑制 T_1WI

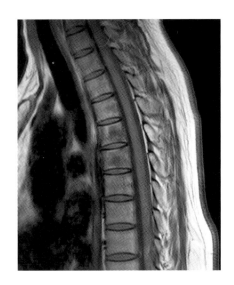

图 10-13　胸椎 MRI 矢状面 T_1WI

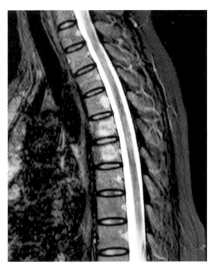

图 10-14　胸椎 MRI 矢状面脂肪抑制 T_2WI

征象描述：左侧第 6 肋骨头形态异常，可见菜花样突起，内部信号混杂不均，周围包绕团片状高 T_1WI、高 T_2WI、混杂稍低 T_2WI 压脂信号，增强扫描后可见不均匀强化；局部穿刺后改变。胸 4～胸 6 椎体局部 T_2 压脂高信号。

4 **› 初级分析**

X线片示左侧胸5～胸6肋间近脊柱处膨胀性改变，内部密度增高。CT图像示左侧第6肋骨近端菜花样突起，内部密度不均，边缘欠光整，累及范围较广泛，局部伴骨膜反应，内部可见穿刺针道影，周围存在软组织肿块，内有脂肪密度影，增强后，局部存在絮状或分隔样明显强化；相邻椎体内骨质密度不均匀增高，累及附件及椎弓根；椎管未见明显狭窄，胸肋关节间隙清晰。中年女性，多发病灶、显著成骨、软组织肿块，考虑为恶性骨病变，可能为多中心骨肉瘤，鉴别诊断包括骨母细胞瘤、骨样骨瘤等。MRI示病灶主体呈混杂低信号，周边软组织存在T_1WI高、T_2WI高信号，T_2WI压脂示局部低信号，提示含有脂肪成分，增强扫描显示病灶主体强化不明显，而外周软组织及椎体内病变局部明显强化，MRI征象支持CT诊断结果。

5 **› 程晓光教授点评**

X线片示左侧第6肋骨头处高密度影。CT图像示病变源于左侧第6肋骨头，明显成骨，周围软组织肿块内可测及脂肪密度，MRI同样证实其内部含有较多脂肪成分，增强CT扫描呈不均匀强化，局部分隔明显强化，脂肪成分不强化；病变相邻椎体密度增高，但整体形态正常，有可能为多中心病变，但是也不能除外为伴随改变。MRI示相邻椎体水肿，不似典型骨破坏。病灶内脂肪成分不支持骨肉瘤的诊断，骨肉瘤伴脂肪化生非常罕见。患者体检发现病变且无明显症状，病变内部存在大量成熟脂肪，还应当考虑良性病变，如血管瘤。本病例较为复杂，需结合病理诊断来做判断。

最终诊断

血管瘤。

病例 11

1 › **病 史**

男，49岁，2个月前无明显诱因出现背部局部胀痛，伴胸腹交界区束带感、左下肢无力感。

2 › **体格检查**

无异常。

3 › **影像学检查**

CT 影像表现（见下图）

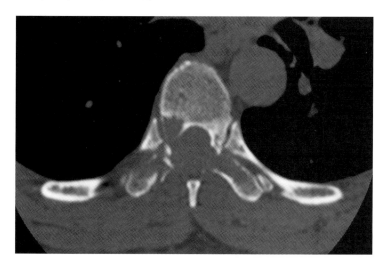

图 11-1 胸椎 CT 平扫横断面骨窗
（胸 7 层面）

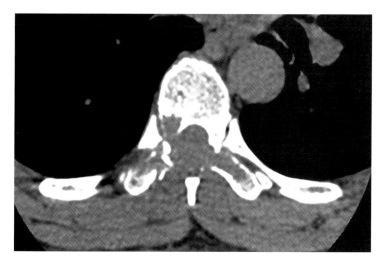

图 11-2 胸椎 CT 平扫横断面软组织窗
（胸 7 层面）

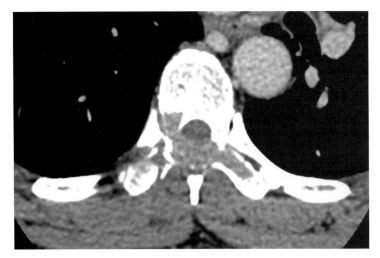

图 11-3　胸椎 CT 增强后横断面软组织窗
（胸 7 层面）

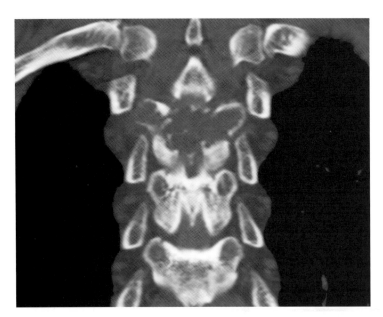

图 11-4　胸椎 CT 平扫冠状面骨窗

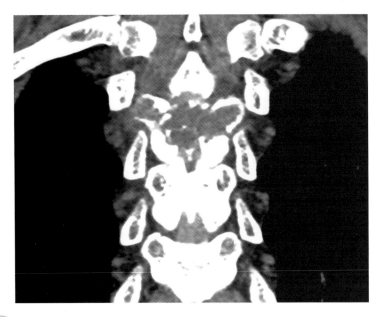

图 11-5　胸椎 CT 平扫冠状面软组织窗

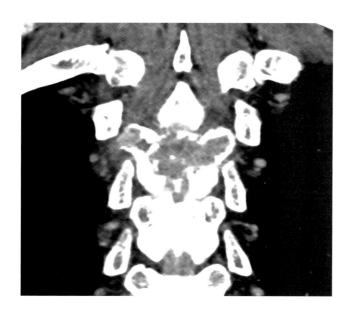

图 11-6　胸椎 CT 增强后冠状面软组织窗

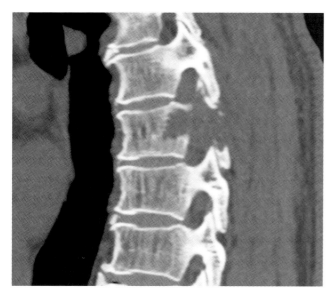

图 11-7　胸椎 CT 平扫矢状面骨窗

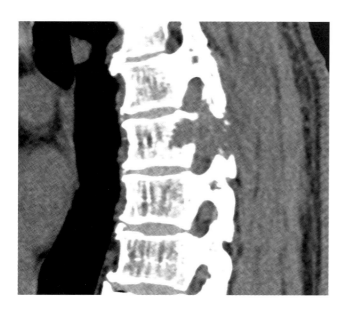

图 11-8　胸椎 CT 平扫矢状面软组织窗

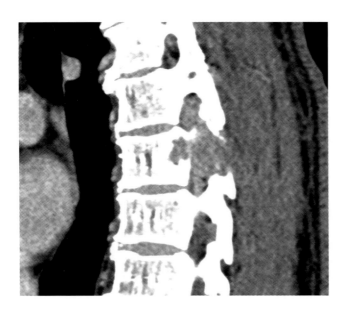

图 11-9　胸椎 CT 增强后矢状面软组织窗

征象描述：胸 7 附件区及椎体右后部溶骨性骨质破坏，内部密度较均匀，增强扫描后呈中度强化，少许残留骨嵴，无硬化边，局部皮质中断、消失，伴椎管受压，整体边界较清晰。

4 › 初级分析

　　胸 7 椎体右后部、双侧横突、椎弓根、椎板和棘突骨质破坏，内部密度均匀，边界清晰，局部残留小梁样结构。骨质破坏范围较为广泛，但基本局限在骨轮廓内，无明显软组织肿块突出，提示病变偏良性。患者为中老年人，最常发生转移癌，但转移癌在出现大范围骨质破坏的同时常伴随较大的软组织肿块，与本例不符。此外，该病灶的骨破坏方式与浆细胞瘤类似，但强化程度不高且强化不均匀，与多发性骨髓瘤不相符。总体而言，本例恶性征象不明显，考虑为偏良性的病变。

5 › 程晓光教授点评

　　患者为中年男性，胸 7 椎体、双侧横突、椎弓根、椎板和棘突均有骨质破坏，为"多中心"病变，内部无钙化，边界清晰，局部皮质中断，无明显软组织肿块突出，增强扫描图像呈中度强化。根据"多中心"发病的特点，应考虑为恶性病变，可能为转移瘤、多发性骨髓瘤。

最终诊断

朗格汉斯细胞组织细胞增生症。

病例 12

1 > **病 史**

女，49 岁，背部疼痛 7 个月，加重 1 个月。

2 > **体格检查**

胸 12 棘突及椎旁压痛、叩击痛，胸腰段活动受限。

3 > **影像学检查**

1）X 线影像表现（见下图）

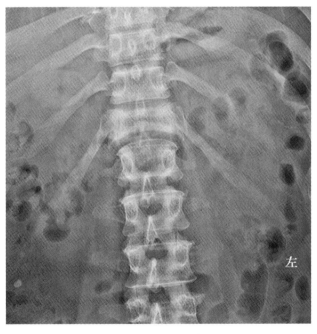

图 12-1　胸腰段 X 线正位片

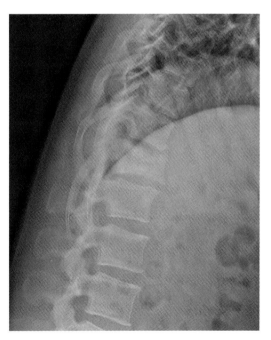

图 12-2　胸腰段 X 线侧位片

征象描述：胸 12 椎体及附件骨质密度增高，椎体压缩变扁。余所示各椎体边缘骨质增生。

2）CT 影像表现（见下图）

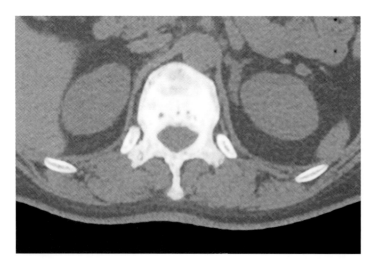

图 12-3　胸腰段 CT 平扫横断面骨窗
　　　　　（胸 12 层面）

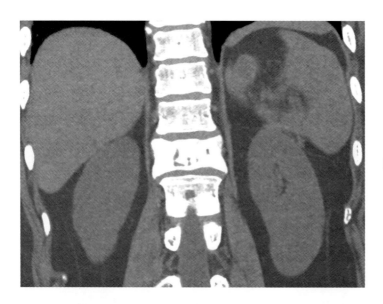

图 12-4　胸腰段 CT 平扫冠状面骨窗（1）

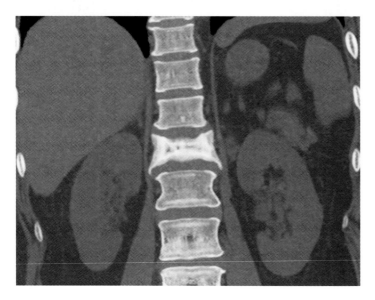

图 12-5　胸腰段 CT 平扫冠状面骨窗（2）

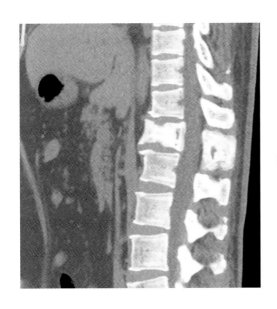

图 12-6　胸腰段 CT 平扫矢状面骨窗（1）

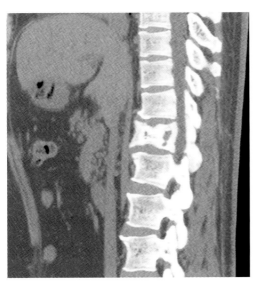

图 12-7　胸腰段 CT 平扫矢状面骨窗（2）

征象描述： 胸 12 椎体压缩变形，骨皮质增厚，髓腔内骨小梁粗大、模糊，内多发条状低密度灶。余所示各椎体边缘骨质增生。

4 ▸ 初级分析

X 线片示胸 12 椎体肥大、变扁，边缘硬化。CT 图像示胸 12 椎体及附件肥大，密度增高，骨皮质与骨松质界限模糊，髓腔内骨小梁粗大、模糊，内存在低密度区，椎体上下缘双凹样变，椎间隙正常。扫描范围内，多个椎体终板下存在条状致密影，即"相框征"。综上所述，首先考虑为畸形性骨炎（Paget 骨病），鉴别诊断为纤维结构不良。

5 › 程晓光教授点评

X 线片示胸 12 椎体压缩变扁，椎体及附件密度增高，多椎体呈"相框征"。CT 图像示胸 12 椎体及附件肥大、骨质密度增高，为紊乱成骨性改变。综上所述，考虑为畸形性骨炎，即 Paget 骨病，该病多见于欧洲国家，中国较为少见。畸形性骨炎有以下特点：畸形，如椎体肥大、"相框征"，胫骨或股骨弯曲；骨炎，表现为粗大骨小梁；临床表现为疼痛，碱性磷酸酶明显增高；采用双膦酸盐治疗效果较好。

最终诊断

畸形性骨炎（Paget 骨病）。

病例 13

1 › **病 史**

男，34岁，4个月前无明显诱因出现腰部疼痛，为钝痛，不伴放射性，间断发作，活动后加重，休息可稍好转。穿刺活检术后。

2 › **体格检查**

腰椎棘突压痛（＋），无放射。

3 › **影像学检查**

1）X线影像表现（见下图）

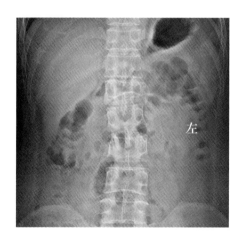

图 13-1　腰椎 X 线正位片

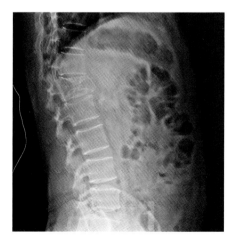

图 13-2　腰椎 X 线侧位片

征象描述： 腰 1 椎体膨胀性骨质破坏、压缩变扁，胸腰段后凸。

2）CT 影像表现（见下图）

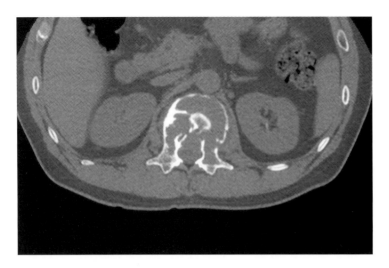

图 13-3　腰椎 CT 平扫横断面骨窗

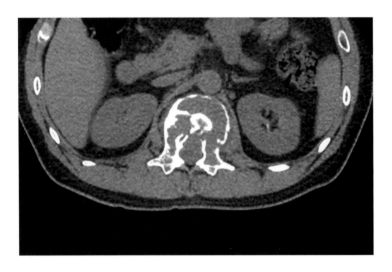

图 13-4　腰椎 CT 平扫横断面软组织窗

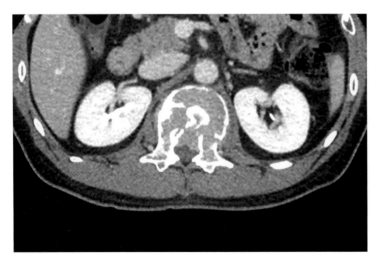

图 13-5　腰椎 CT 增强后横断面软组织窗

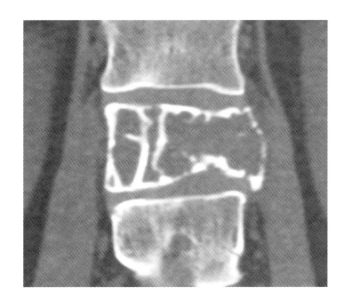

图 13-6　腰椎 CT 平扫冠状面骨窗

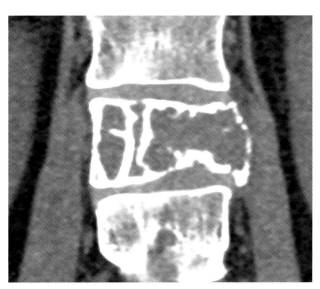

图 13-7　腰椎 CT 平扫冠状面软组织窗

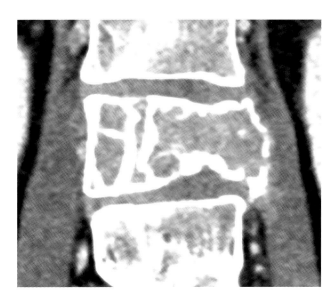

图 13-8　腰椎 CT 增强后冠状面软组织窗

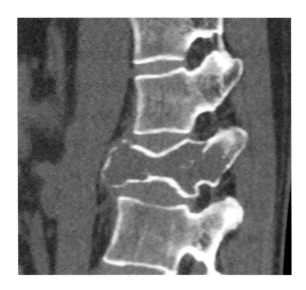

图 13-9　腰椎 CT 平扫矢状面骨窗

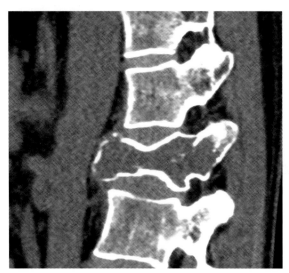

图 13-10　腰椎 CT 平扫矢状面软组织窗

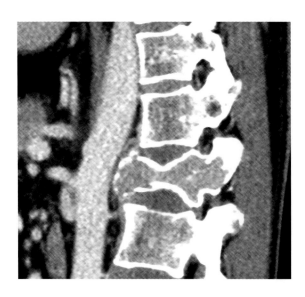

图 13-11　腰椎 CT 增强后矢状面软组织窗

征象描述：腰 1 椎体膨胀性骨质破坏、压缩变扁，累及双侧椎弓根，内部多发骨嵴，骨皮质变薄但连续，后方形成软组织肿块，伴椎管狭窄，增强扫描后见较均匀明显强化。

4 › 初级分析

　　X 线侧位片示腰 1 椎体膨胀性骨质破坏，上下终板凹陷，椎体前缘皮质向前隆起，考虑为病理性骨折。CT 图像示腰 1 椎体膨胀性骨质破坏，累及椎体附件，内部密度不均，有残留骨嵴，椎体皮质变薄，局部中断。实性部分平扫 CT 值约 46HU，增强扫描后明显强化，CT 值约 120HU。病灶呈轻度膨胀，且边缘硬化明显，考虑为良性肿瘤，如脉管源性肿瘤，鉴别诊断包括骨孤立性浆细胞瘤、嗜酸性肉芽肿及骨巨细胞瘤。MRI 检查若见明显 T_2 高信号，则更能支持为脉管源性肿瘤。

5 › 程晓光教授点评

　　X 线片示腰 1 椎体塌陷，内部溶骨性骨质破坏，前缘皮质前凸，可明确为肿瘤性病变。CT 图像示腰 1 椎体及附件区呈"多中心样"骨质破坏，增强扫描后可见均匀强化，但强化程度不如骨巨细胞瘤显著。病变内部有残留骨小梁，形似脑回样，可能为"小脑征"，是骨孤立性浆细胞瘤较为特征的表现，若行 MRI 检查可更为明确。

最终诊断

　　骨巨细胞瘤。

病例 14

1 › 病 史

女，45 岁，5 个月前劳累后出现腰背部疼痛，夜间明显，呈游走性，休息无明显缓解。2 周前行病灶活检术，近 2 周出现左大腿前侧疼痛。

2 › 体格检查

腰背部无明显异常。左下肢肌力Ⅳ级，左大腿前侧感觉麻木。

3 › 影像学检查

CT 影像表现（见下图）

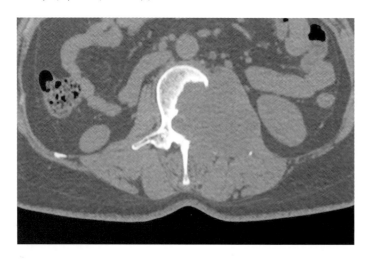

图 14-1　腰椎 CT 平扫横断面骨窗
（腰 2 椎体偏上层面）

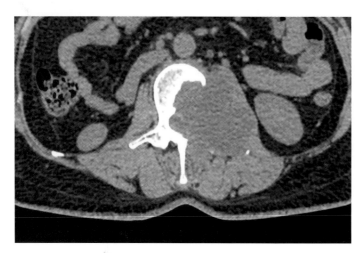

图 14-2　腰椎 CT 平扫横断面软组织窗
（腰 2 椎体偏上层面）

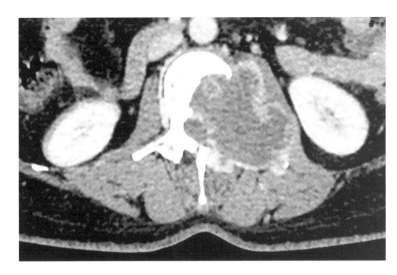

图 14-3　腰椎 CT 增强后横断面软组织窗
（腰 2 椎体偏上层面）

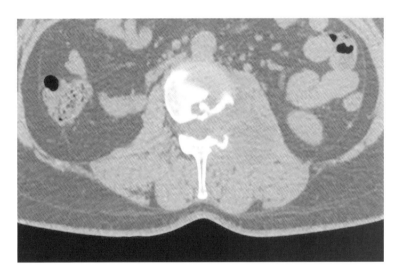

图 14-4　腰椎 CT 平扫横断面骨窗
（腰 2 椎体偏下层面）

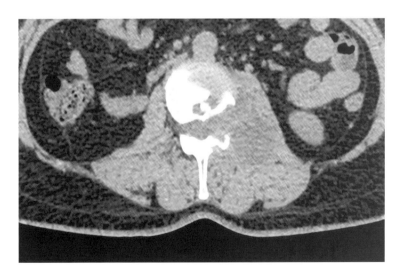

图 14-5　腰椎 CT 平扫横断面软组织窗
（腰 2 椎体偏下层面）

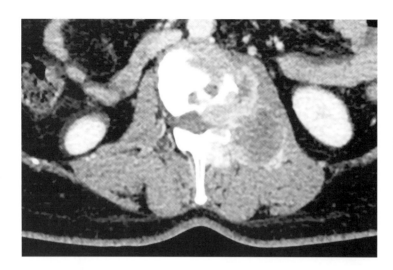

图 14-6　腰椎 CT 增强后横断面软组织窗
（腰 2 椎体偏下层面）

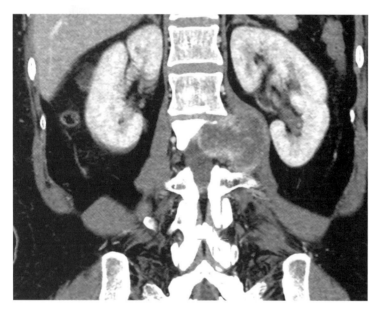

图 14-7　腰椎 CT 增强后冠状面软组织窗

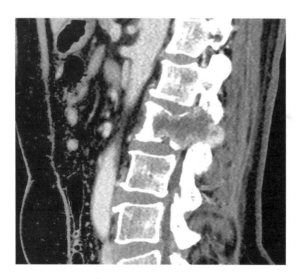

图 14-8　腰椎 CT 增强后矢状面软组织窗

　　征象描述：腰 2 椎体及左附件溶骨性骨质破坏，伴较大软组织肿块形成，边界清楚，骨内边缘硬化，侵及椎管导致椎管狭窄；增强扫描后可见软组织肿物边缘明显强化，中央无明确强化。

4 > **初级分析**

CT 平扫图像示腰 2 椎体及左侧椎弓根溶骨性骨质破坏，有硬化边，周围形成较大软组织肿块，内部无钙化，边界清楚，增强扫描图像呈花环样强化，考虑起源于腰椎体的低度恶性肿瘤，如小圆细胞肉瘤，但发病年龄不相符。鉴别诊断包括骨巨细胞瘤（不支持征象：软组织肿块过大、无骨包壳）、转移瘤（不支持征象：患者偏年轻，病灶有硬化边）、脊索瘤或软骨肉瘤（不支持征象：病变内无钙化）。此外，因病变内部密度偏低，近似液性密度，整体张力偏低，呈边缘环状强化，还需要与脊柱结核鉴别。

5 > **程晓光教授点评**

患者为中年男性，腰 2 椎体及左侧附件溶骨性骨质破坏，轻度膨胀，边界清楚，软组织肿块密度偏低，欠均匀，存在囊变区，无钙化；增强扫描后，边缘明显强化。结合患者年龄、病灶膨胀性生长方式及局部强化程度较高的特点，首先考虑为骨巨细胞瘤。鉴别诊断包括软骨肉瘤及神经源性肿瘤。因本例椎间隙无明显改变，暂不考虑脊柱结核。

最终诊断

骨外黏液样软骨肉瘤（具有 *EWSR1-NR4A3* 基因重排）。

病例 15

1 › **病 史**

男，62 岁，2 个月前无明显诱因出现腰部隐痛，1 个月前加重，伴夜间痛，行 PET-CT 检查见左肾上极外突性肿块，代谢活性增高，考虑为恶性，肾癌可能。腰 2 椎体溶骨性破坏伴病理性骨折及较大范围软组织肿块，代谢活性明显增高，考虑为骨转移。

2 › **体格检查**

无异常。

3 › **影像学检查**

1）X 线影像表现（见下图）

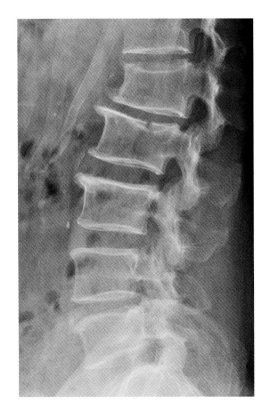

图 15-1　腰椎 X 线侧位片

征象描述：腰 2 椎体上缘局部凹陷，皮质不连续，骨质密度局限性减低。

2）CT 影像表现（见下图）

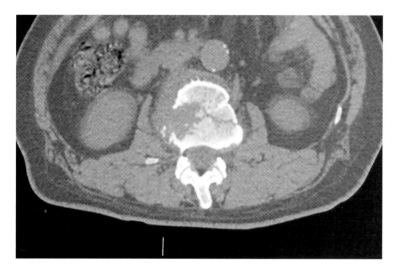

图 15-2　腰椎 CT 平扫横断面骨窗
（腰 2 层面）

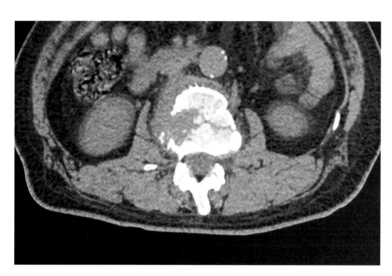

图 15-3　腰椎 CT 平扫横断面软组织窗
（腰 2 层面）

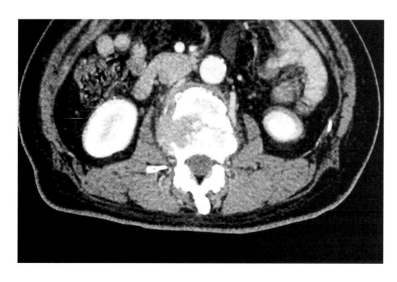

图 15-4　腰椎 CT 增强后横断面软组织窗
（腰 2 层面）

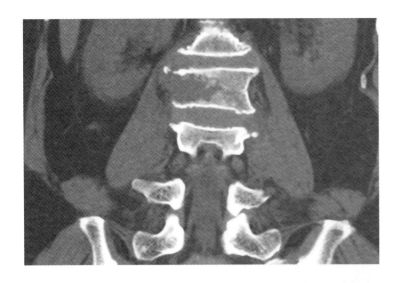

图 15-5　腰椎 CT 平扫冠状面骨窗

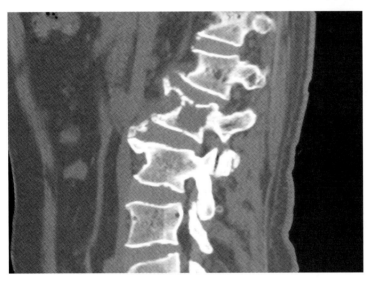

图 15-6　腰椎 CT 平扫矢状面骨窗

征象描述： 腰 2 椎体骨质破坏伴病理性骨折，局部皮质消失，周围软组织肿块形成，增强扫描后较明显强化，强化欠均匀。

3）MRI 影像表现（见下图）

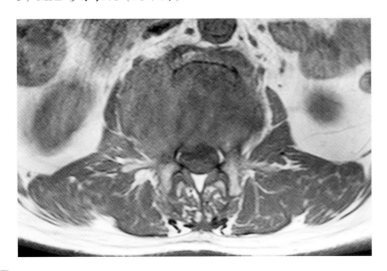

图 15-7　腰椎 MRI 横断面 T_1WI
（腰 2 层面）

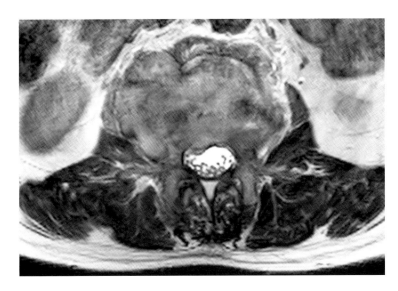

图 15-8　腰椎 MRI 横断面 T$_2$WI
（腰 2 层面）

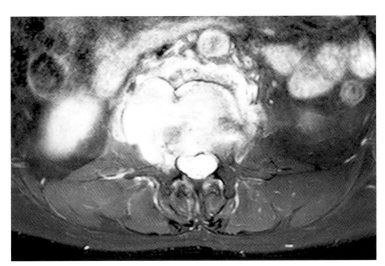

图 15-9　腰椎 MRI 横断面脂肪抑制 T$_2$WI
（腰 2 层面）

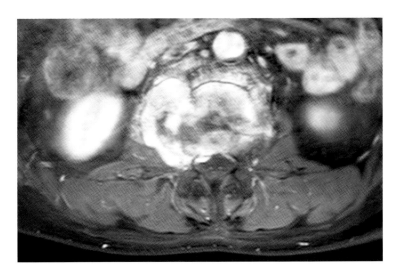

图 15-10　腰椎 MRI 增强后横断面脂肪抑制
T$_1$WI（腰 2 层面）

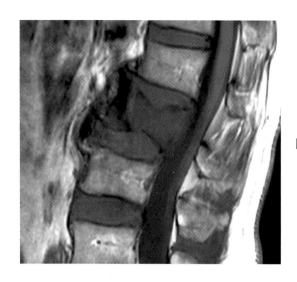

图 15-11　腰椎 MRI 矢状面 T₁WI

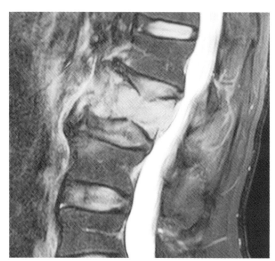

图 15-12　腰椎 MRI 矢状面脂肪抑制 T₂WI

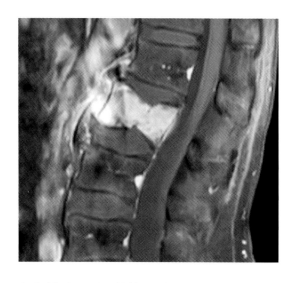

图 15-13　腰椎 MRI 增强后矢状面脂肪抑制
　　　　　T₁WI

　　征象描述：腰 2 椎体骨质破坏、压缩变扁，软组织肿块自椎体右前份及后部突破皮质，呈 T₁WI 低、T₂WI、T₂WI 压脂混杂高信号，周围软组织增厚，双侧腰大肌前部水肿，右侧著；肿块向后突入椎管，压迫硬膜囊。增强扫描后可见肿块明显强化，椎旁软组织同等程度强化，腰大肌水肿带亦强化。

4 › 初级分析

患者为老年男性，X 线片示腰 2 椎体上缘凹陷，局部骨皮质不连续，椎体内骨质密度略减低。CT 图像示左肾上极等密度肿块，增强扫描呈明显强化；腰 2 椎体局部溶骨性骨质破坏，边界不清，无硬化边，椎体右缘皮质不连续，伴软组织肿块形成，增强扫描后，轻中度强化，结合病史，首先考虑为骨转移癌。MRI 显示病变范围较 CT 大，信号较混杂，增强扫描后可见腰 2 椎体、肿块及周围软组织明显强化，提示病变血运丰富。结合病史，首先考虑为转移瘤，鉴别诊断为淋巴瘤。

5 › 程晓光教授点评

本例病史具有一定特点，但也可能存在误导。X 线侧位片示诸椎体边缘骨质增生明显，腰 1~腰 2 椎间隙略变窄，腰 2 椎体后部骨质密度减低，上终板略凹陷，上缘局部骨皮质不连续，椎体内见纵行裂隙。CT 图像示腰 2 椎体纵行骨折，骨质破坏，无硬化边，椎旁软组织改变，增强扫描后可见轻中度强化。此外，还需观察肾脏情况，若肾癌诊断不成立，则转移癌诊断即可能不成立，CT 图像显示左肾上极偏外侧等密度突起，增强扫描后见明显强化。MRI 显示椎旁软组织改变更清晰，增强扫描后明显强化，但 CT 图像在显示软组织强化程度方面优于 MRI，故应以 CT 增强扫描图像为主要参考；MRI 显示肾脏无明显异常，应与椎体病变关系不大。总体而言，腰 2 椎体为恶性病变，结合患者年龄，可考虑转移瘤，同时还需考虑淋巴瘤、浆细胞瘤等恶性肿瘤。

最终诊断

淋巴瘤（B 细胞来源）。

病例 16

1 › **病 史**

女，66岁，2个月前开窗时突感腰部疼痛，当时行X线检查未见明显异常，给予口服活血消炎药物，症状无减轻，后逐渐加重，无法行走，行CT检查提示腰椎病理性骨折。穿刺活检术后。

2 › **体格检查**

腰2椎体右侧穿刺瘢痕。

3 › **影像学检查**

1）X线影像表现（见下图）

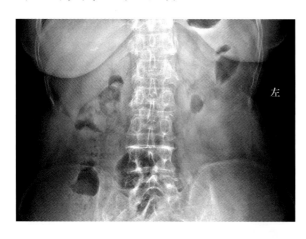

图 16-1 腰椎 X 线正位片

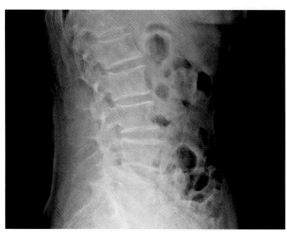

图 16-2 腰椎 X 线侧位片

征象描述：腰椎退行性改变，腰2椎体形态正常，密度略减低，椎间隙无异常。

2）CT 影像表现（见下图）

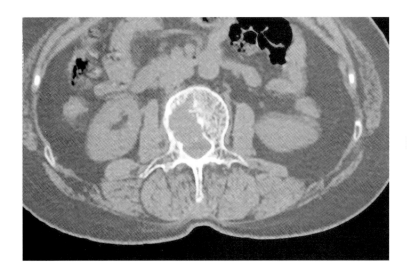

图 16-3　腰椎 CT 平扫横断面骨窗

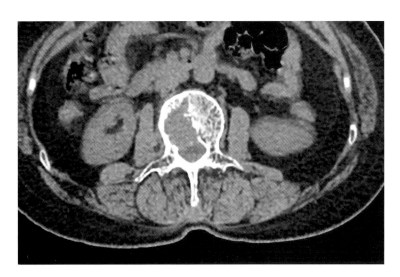

图 16-4　腰椎 CT 平扫横断面软组织窗

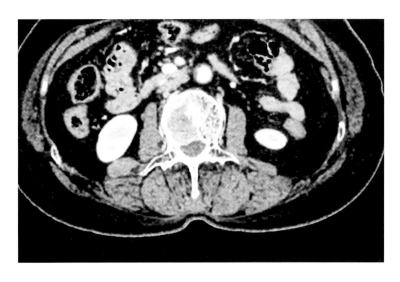

图 16-5　腰椎 CT 增强后横断面软组织窗

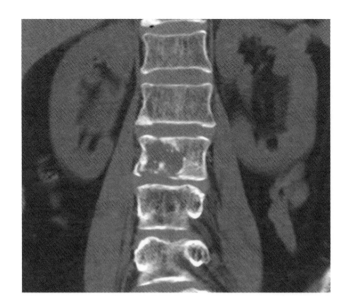

图 16-6 腰椎 CT 平扫冠状面骨窗

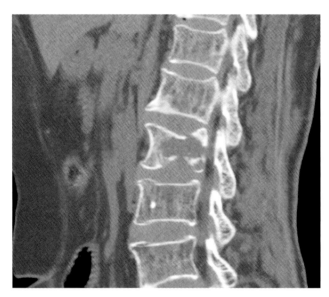

图 16-7 腰椎 CT 平扫矢状面骨窗

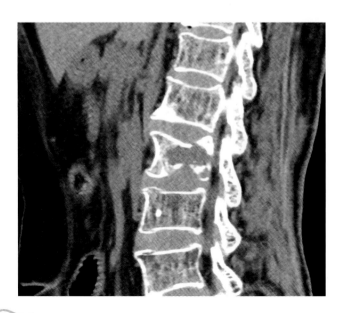

图 16-8 腰椎 CT 平扫矢状面软组织窗

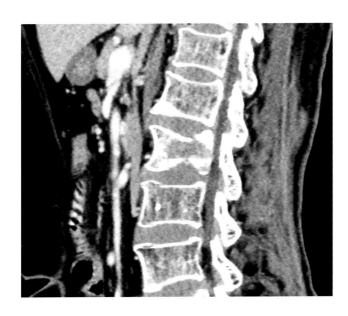

图 16-9　腰椎 CT 增强后矢状面软组织窗

征象描述：腰 2 椎体右侧份溶骨性骨质破坏，上下终板连续性中断，椎体后缘轻度膨胀、向椎管内突出，压迫硬膜囊，相应水平椎管狭窄，病变内部密度尚均匀，边缘少量硬化，周围无明显软组织肿块，增强后中度强化。

4 　初级分析

X 线侧位片示腰 2 椎体骨质密度可疑减低。CT 图像示腰 2 椎体溶骨性骨质破坏区，边缘轻度硬化，后缘似有软组织肿块突破皮质，增强扫描后呈中度强化。结合患者年龄，考虑转移瘤可能性大，鉴别诊断包括：①骨孤立性浆细胞瘤，但本例无典型"脑回征"；②淋巴瘤，但此病例有硬化边，与典型淋巴瘤不相符。

5 　程晓光教授点评

患者为老年女性。X 线片无法提供明显有价值的征象。CT 图像示腰 2 椎体右侧骨质破坏，边界不清，内有残余骨嵴及不规则高密度影，伴病理性骨折，增强扫描后中度强化。扫描范围内，其余骨质和腹腔脏器无明显异常。诊断为恶性病变，结合患者年龄，首先考虑转移癌。总体而言，本例缺乏其他疾病的特征性表现。

最终诊断

转移癌（甲状腺或肺来源）。

病例 17

1 › 病 史

男，6 岁，2 个月前无明显诱因出现右前臂持续轻度肿胀、皮肤发红、皮温高。

2 › 体格检查

右前臂近端肿胀，压痛（＋）。

3 › 影像学检查

1）X 线影像表现（见下图）

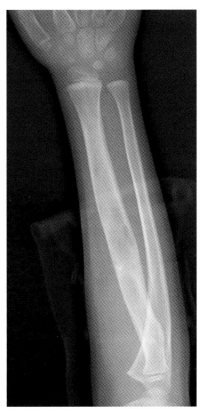
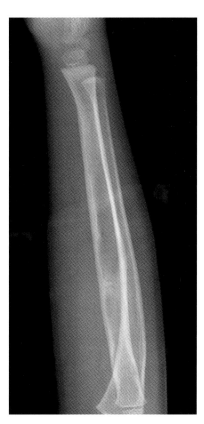

图 17-1　右前臂 X 线正位片　　　　图 17-2　右前臂 X 线侧位片

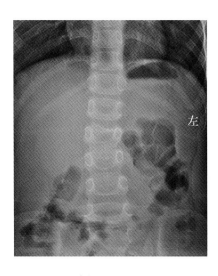

图 17-3　腰椎 X 线正位片

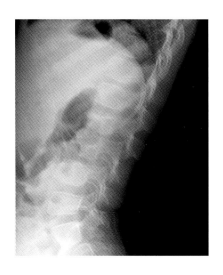

图 17-4　腰椎 X 线侧位片

征象描述：右桡骨干膨胀性骨质破坏，内部密度不均，骨皮质连续，不伴骨膜反应。腰 2 椎体压缩变扁，椎间隙无明显异常。

2）CT 影像表现

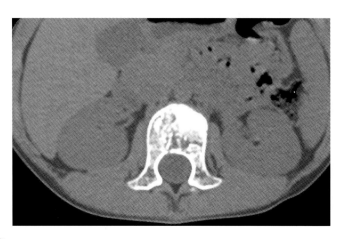

图 17-5　腰椎 CT 平扫横断面骨窗（腰 2 层面）

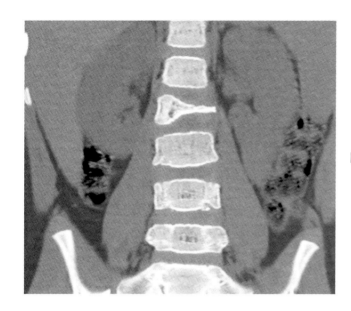

图 17-6　腰椎 CT 平扫冠状面骨窗

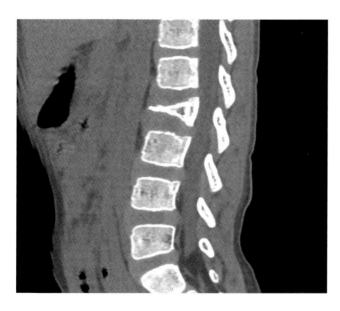

图 17-7　腰椎 CT 平扫矢状面骨窗

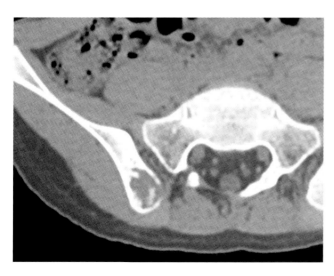

图 17-8　髂骨 CT 平扫横断面骨窗

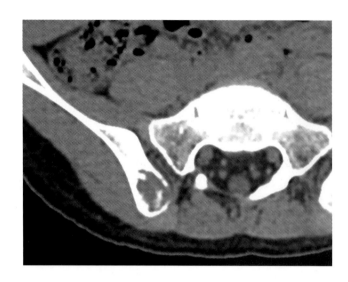

图 17-9　髂骨 CT 平扫横断面软组织窗

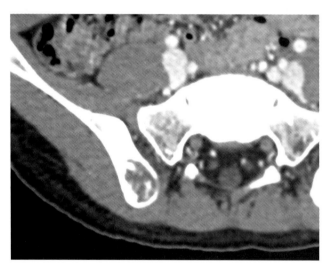

图 17-10　髂骨 CT 增强后横断面软组织窗

征象描述： 腰 2 椎体压缩变扁，局部骨质破坏，以左侧部为著，椎旁无明显软组织肿块；右侧髂后上棘区域骨质破坏，局部骨皮质欠连续，整体边界清晰，增强扫描后可见不均匀强化。

4 › 初级分析

　　右前臂 X 线片示桡骨骨干沿纵轴生长的轻度膨胀性骨质破坏区，边界不清，病灶内呈磨玻璃样改变，皮质连续，周围有层状骨膜反应；腰椎 X 线片示腰 2 椎体上缘局部骨质凹陷、压缩变扁，椎间隙无明显狭窄。CT 图像示腰 2 椎体明显压缩变扁，呈"线样征"，局部骨质破坏，椎旁无明显软组织肿块，椎间隙完整；右侧髂后上棘溶骨性骨质破坏，内部有高密度影，增强扫描后轻中度不均匀强化。结合患者年龄及炎性反应病史，首先考虑为嗜酸性肉芽肿（朗格汉斯细胞组织细胞增生症）。

5 › 程晓光教授点评

　　患者为男性儿童，多部位病变。X 线片示右桡骨中段为主大范围膨胀性骨质破坏，近侧 1/3 骨干处见骨折线影，可能为病理性骨折，无明显骨膜反应；腰 2 椎体压缩变扁。CT 图像示腰 2 椎体压缩变扁，密度增高，呈典型"铜钱样"改变，周围软组织正常，椎间隙无狭窄；右侧髂骨翼溶骨性骨质破坏区，增强扫描呈轻中度不均匀强化。此为儿童多发病变，首先考虑为嗜酸性肉芽肿，现又称朗格汉斯细胞组织细胞增生症。对于多部位的朗格汉斯细胞组织细胞增生症，不宜进行手术，目前临床多采用肿瘤化疗的方法进行治疗。

最终诊断

朗格汉斯细胞组织细胞增生症。

病例 18

1 › 病 史

女，42 岁，3 个月前无明显诱因出现腰背部疼痛，伴左臀部麻木。

2 › 体格检查

腰 2~腰 3 左侧轻度压痛。

3 › 影像学检查

CT 影像表现（见下图）

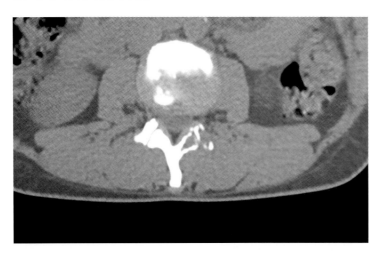

图 18-1　腰椎 CT 平扫横断面骨窗

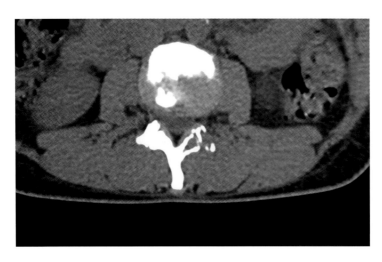

图 18-2　腰椎 CT 平扫横断面软组织窗

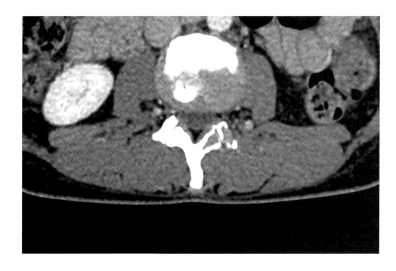

图 18-3　腰椎 CT 增强后横断面软组织窗

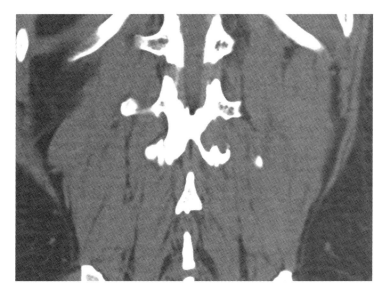

图 18-4　腰椎 CT 平扫冠状面骨窗

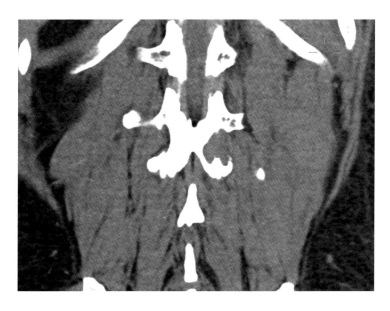

图 18-5　腰椎 CT 平扫冠状面软组织窗

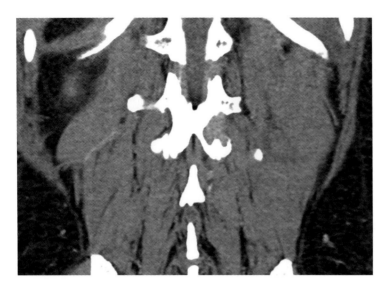

图 18-6　腰椎 CT 增强后冠状面软组织窗

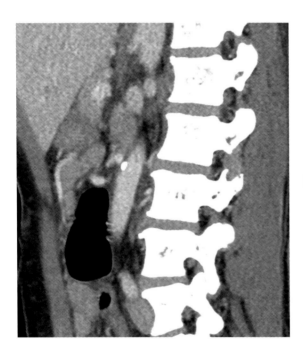

图 18-7　腰椎 CT 增强后矢状面软组织窗

征象描述：腰 2～腰 3 左侧椎小关节骨质破坏，骨皮质变薄，内密度欠均匀，增强后可见不均匀强化，局部较明显强化。

4 › 初级分析

　　CT 图像示腰 2～腰 3 左侧椎小关节骨质破坏，皮质变薄、局部中断，但整体形态较好，关节间隙存在，病灶内部呈软组织密度，周围无明显软组织肿块，增强扫描后呈明显强化。此为跨关节生长的病变，首先考虑为腱鞘巨细胞瘤，鉴别诊断包括结核、痛风。

5 〉 程晓光教授点评

患者为中年女性，病变位于腰2~腰3左侧椎小关节，同时累及上、下关节突，初级医师对影像征象的描述已较为详尽。腰椎小关节是滑膜关节，病变跨关节生长，而关节间隙无狭窄，因此可除外结核。此属滑膜关节良性病变，考虑为色素沉着绒毛结节性滑膜炎（腱鞘滑膜巨细胞瘤），MRI诊断的敏感性更高。鉴别诊断为痛风，一般情况下，痛风石于CT平扫图像呈高密度，但并非绝对如此。

最终诊断

腱鞘滑膜巨细胞瘤（弥漫型）。

病例 19

1 › 病 史

男，64岁，半年前久坐后站起时突发右侧腰臀部疼痛，程度剧烈，不能直立，休息后渐缓解。后间断发作，多于久站、久走后出现，咳嗽、打喷嚏等行为可诱发，并放射至右下肢。患者自服镇痛药，外用膏药，当地社区医院给予镇痛、神经营养药、针灸等治疗均无明显好转。

2 › 体格检查

双下肢肌力Ⅴ级。

3 › 影像学检查

1）CT影像表现（见下图）

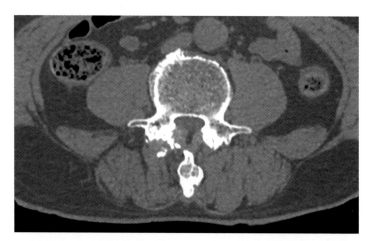

图 19-1　腰椎 CT 平扫横断面骨窗
　　　　　（腰 3～腰 4 层面）

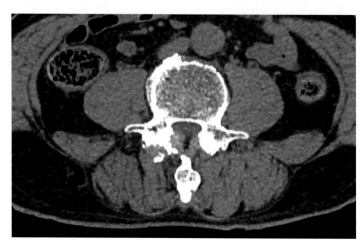

图 19-2　腰椎 CT 平扫横断面软组织窗
　　　　　（腰 3～腰 4 层面）

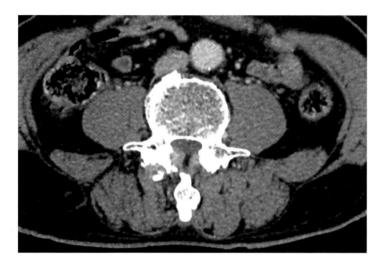

图 19-3　腰椎 CT 增强后横断面软组织窗
　　　　（腰 3～腰 4 层面）

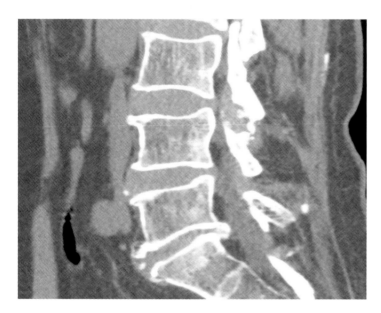

图 19-4　腰椎 CT 平扫矢状面骨窗

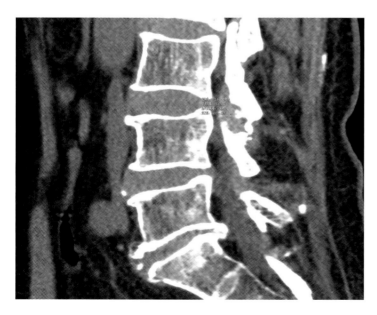

图 19-5　腰椎 CT 平扫矢状面软组织窗

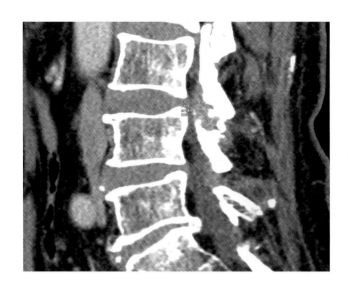

图 19-6　腰椎 CT 增强后矢状面软组织窗

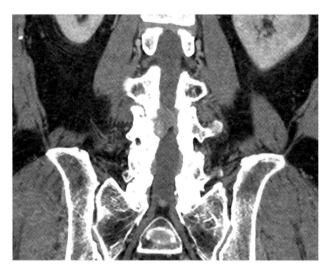

图 19-7　腰椎 CT 增强后冠状面软组织窗

征象描述： 腰 3 ~ 腰 4 右侧椎小关节骨质破坏，内可见稍高密度软组织结节，增强扫描后可见软组织无明显强化，相应水平硬膜囊受压，椎管狭窄。

2）MRI 影像表现（见下图）

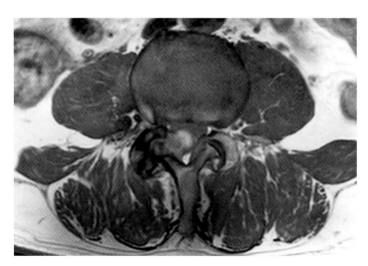

图 19-8　腰椎 MRI 横断面 T_1WI
（腰 3 ~ 腰 4 层面）

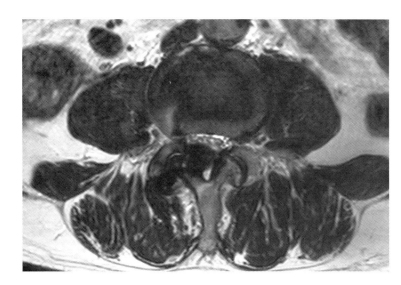

图 19-9　腰椎 MRI 横断面 T$_2$WI（腰 3～腰 4 层面）

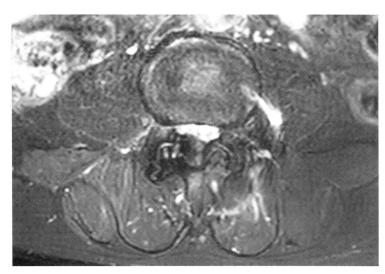

图 19-10　腰椎 MRI 横断面脂肪抑制 T$_2$WI（腰 3～腰 4 层面）

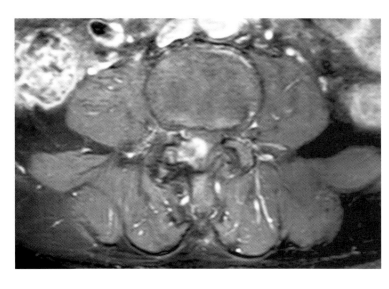

图 19-11　腰椎 MRI 增强后横断面脂肪抑制 T$_1$WI（腰 3～腰 4 层面）

征象描述： 腰 3～腰 4 右侧小关节骨质破坏、硬化，可见高 T$_1$WI、低 T$_2$WI、不均匀稍高 T$_2$WI 压脂信号的软组织肿物突入椎管，致椎管狭窄、马尾神经受压，增强扫描后可见明显不均匀强化。

4 > 初级分析

CT 图像示腰 3~腰 4 右侧椎小关节骨质破坏，上关节突正常形态消失，周围见结节状高密度影，CT 值约 114HU，突向椎管，压迫硬膜囊，增强扫描后，无明显强化，倾向关节炎性病变，平扫高密度结节应考虑痛风可能。MRI 示病变呈 T_1WI 高信号、T_2WI 低信号，T_2WI 压脂图像示突向椎管的肿物为高信号，增强扫描后可见不均匀强化，需考虑色素沉着绒毛结节性滑膜炎（pigmented villonodular synovitis, PVNS）的可能性。结合年龄、病史及 CT 表现，仍应将痛风作为第一诊断。

5 > 程晓光教授点评

CT 图像可明确病变部位是腰 3~腰 4 右侧椎小关节，关节内外及上、下关节突均有破坏，周围见稍高密度软组织肿物突向椎管，首先应考虑痛风，但色素沉着绒毛结节性滑膜炎也可出现平扫高密度区域。MRI 示病灶内存在 T_1WI 高信号、T_2WI 低信号；T_1WI 高信号一般提示脂肪或出血，而痛风石及 PVNS 病变应为低信号。可以明确此为关节病变，从诊断思路上应考虑痛风、PVNS 等，但 MRI 信号与之不符合，需查血尿酸及病理取材以进一步明确诊断。

最终诊断

局灶血肿伴周围纤维化、机化。

病例 20

1 > **病　史**

男，39岁，2个月前无明显诱因出现双下肢麻木伴无力，偶伴会阴区灼热感。

2 > **体格检查**

双下肢肌力Ⅲ级，深、浅感觉减退。

3 > **影像学检查**

1）CT影像表现（见下图）

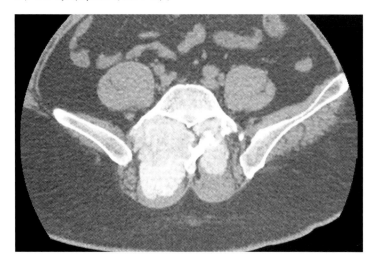

图 20-1　腰椎 CT 平扫横断面骨窗
（腰4～腰5层面）

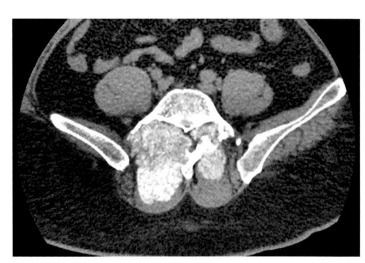

图 20-2　腰椎 CT 平扫横断面软组织窗
（腰4～腰5层面）

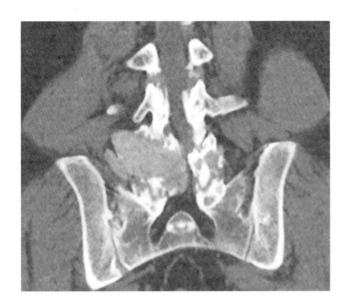

图 20-3　腰椎 CT 平扫冠状面骨窗（腰 4 ～腰 5 层面）

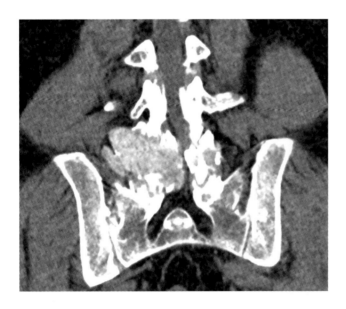

图 20-4　腰椎 CT 平扫冠状面软组织窗

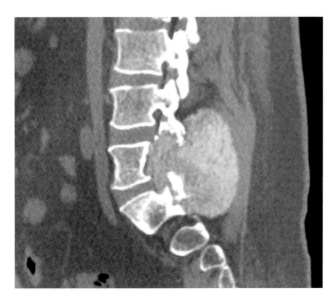

图 20-5　腰椎 CT 平扫矢状面骨窗

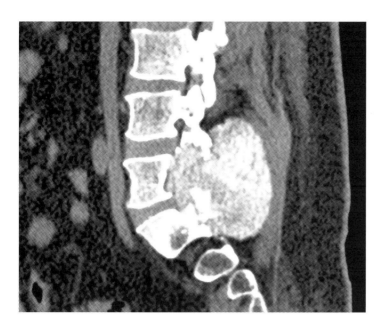

图 20-6　腰椎 CT 平扫矢状面软组织窗

征象描述：腰 4~腰 5 双侧椎小关节骨质破坏伴高密度软组织肿物，边界清晰，密度较均匀，CT 值约为 194HU。

2）MRI 影像表现（见下图）

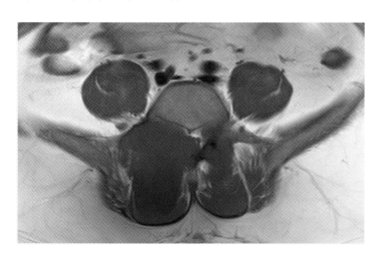

图 20-7　腰椎 MRI 横断面 T₁WI
（腰 4~腰 5 层面）

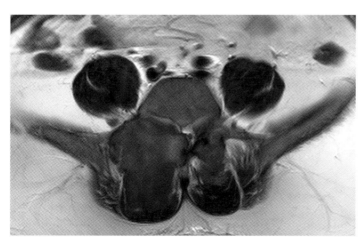

图 20-8　腰椎 MRI 横断面 T₂WI
（腰 4~腰 5 层面）

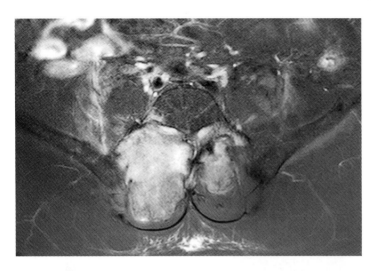

图 20-9　腰椎 MRI 横断面脂肪抑制 T_2WI
（腰 4 ~ 腰 5 层面）

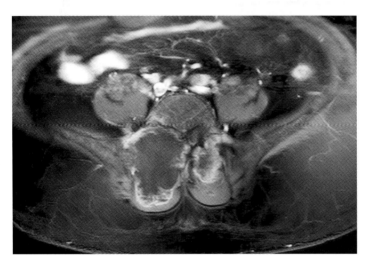

图 20-10　腰椎 MRI 增强后横断面脂肪抑制 T_1WI
（腰 4 ~ 腰 5 层面）

征象描述：腰 4 ~ 腰 5 双侧椎小关节骨质破坏，周围伴团块状等 T_1WI、等 – 稍高 T_2WI 信号，累及双侧椎弓、横突及椎体右侧份，呈外压性吸收改变，腰 5 ~ 骶 1 水平椎管狭窄，并向后延伸入双侧竖脊肌内。

4 › 初级分析

CT 图像示腰 5 椎体双侧附件区骨质破坏，周围见巨大分叶状软组织肿块，呈均匀高密度，平扫 CT 值约为 194HU；平扫高密度病变首先考虑骨母细胞瘤或纤维类病变。MRI 示肿块呈 T_1WI 等信号，T_2WI 等 – 稍高信号，T_2WI 压脂高信号，增强后内部无强化，周边环形强化；MRI 信号特点提示为纤维或成骨病变，强化方式不支持恶性病变。综上所述，首先考虑为骨母细胞瘤，鉴别诊断为纤维来源病变。

5 › 程晓光教授点评

患者为中青年男性，CT 平扫图像示腰 5 双侧椎小关节高密度病变，痛风石或肿瘤样钙质沉着可有此表现。MRI 平扫信号无明显提示意义，增强扫描后可见边缘强化，中心无强化。本例需注意两个特点：①双侧发病，可排除肿瘤性病变；②平扫图像呈高密度改变，常见于痛风石或肿瘤样钙质沉着。MRI 增强扫描显示病灶边缘强化，而痛风石一般无强化，故优先考虑为肿瘤样钙质沉着。骨肿瘤的影像诊断常需结合 CT 和 MRI 进行综合诊断，如在本例中，单凭 MRI 检查会给诊断造成极大困惑。

最终诊断

痛风。

病例 21

1 › 病 史

男，45岁，腰痛1年余，左下肢疼痛伴麻木3个月。

2 › 体格检查

无异常。

3 › 影像学检查

1）CT影像表现（见下图）

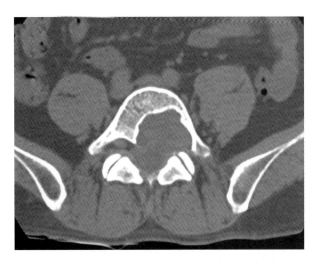

图 21-1　腰椎 CT 平扫横断面骨窗（腰 5 层面）

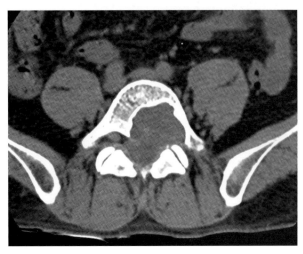

图 21-2　腰椎 CT 平扫横断面软组织窗（腰 5 层面）

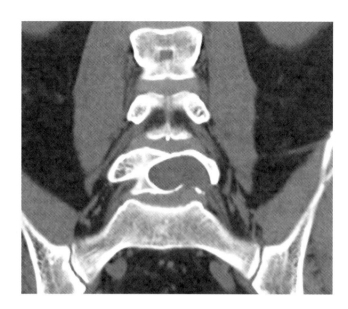

图 21-3　腰椎 CT 平扫冠状面骨窗

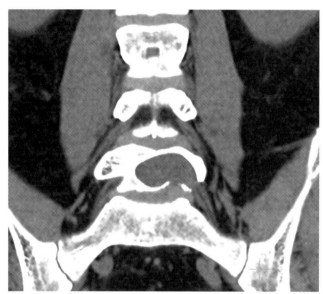

图 21-4　腰椎 CT 平扫冠状面软组织窗

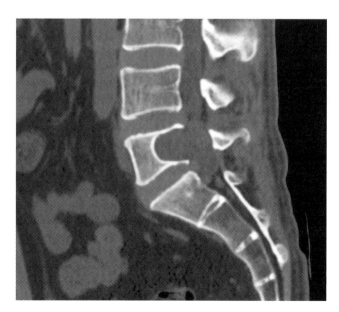

图 21-5　腰椎 CT 平扫矢状面骨窗

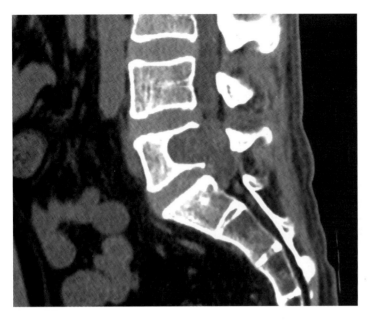

图 21-6　腰椎 CT 平扫矢状面软组织窗

征象描述：腰 5 水平椎管内软组织密度影，密度均匀，边界清晰，压迫吸收椎体骨质，并从腰 5～骶 1 左侧椎间孔伸出，与骶 1 神经根关系密切。

2）MRI 影像表现（见下图）

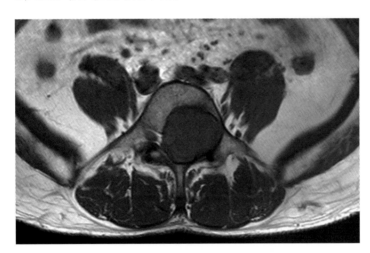

图 21-7　腰椎 MRI 横断面 T_1WI

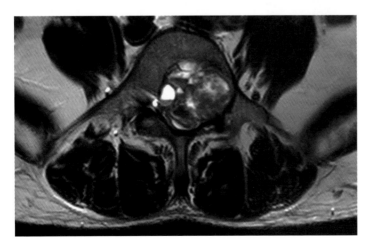

图 21-8　腰椎 MRI 横断面 T_2WI

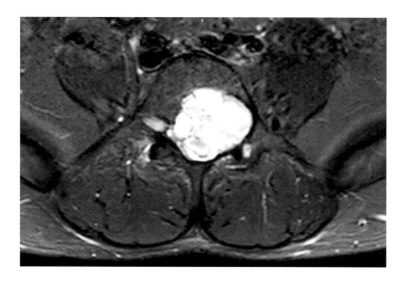

图 21-9　腰椎 MRI 横断面脂肪抑制 T_2WI

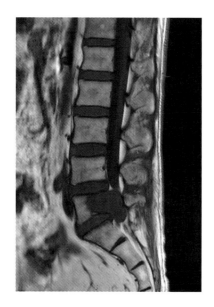

图 21-10　腰椎 MRI 矢状面 T_1WI

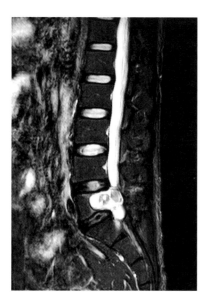

图 21-11　腰椎 MRI 矢状面脂肪抑制 T_2WI

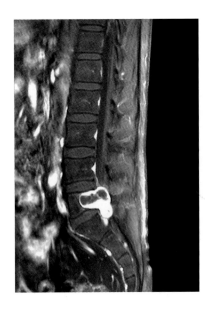

图 21-12　腰椎 MRI 增强后矢状面脂肪
抑制 T_1WI

征象描述： 腰 5 水平椎管内不规则等 T_1WI 信号、混杂 T_2WI 信号，内似分房样、多发液－液平面；病灶沿腰 5～骶 1 左侧椎间孔蔓延，与骶 1 神经根关系密切，向前压迫吸收椎体骨质，向后推挤硬膜囊，椎管重度狭窄。增强扫描后可见边缘明显强化。

4 › 初级分析

CT 平扫图像示腰 5 水平椎管占位性病变，椎体骨质呈受压吸收性改变，有硬化边，相应水平椎管及腰 5～骶 1 左侧椎间孔扩大，考虑为良性神经源性肿瘤——神经鞘瘤。MRI 示病灶为 T_1WI 等－偏低信号，右侧见稍高信号，T_2WI 信号混杂，多发液－液平面，边缘光整，增强扫描后可见病变边缘强化。MRI 提示病变存在囊变和出血，仍支持为神经鞘瘤。鉴别诊断为骨内病变，如动脉瘤样骨囊肿。

5 › 程晓光教授点评

患者为中年男性。CT 图像示腰 5 椎体骨质破坏，边界清晰，有硬化边，后缘无明显骨性包壳。对于脊柱病变，首先要判断病变来源于椎管还是椎体，以及其与椎间孔的关系。本例 CT 图像显示左侧骶 1 神经根较右侧明显粗大，左侧椎间孔扩大，可见软组织肿物沿椎间孔膨出。单一病变、边界清晰、具有硬化，为良性肿瘤表现。MRI 示病变以囊性为主，增强扫描后囊壁强化。需明确 MRI 在骨肿瘤影像诊断中可起到一定辅助作用，但并非主要手段，特别是根据 MRI 增强扫描不能准确判断强化程度，应尽可能以 CT 图像为参考。综上所述，首先考虑为良性神经源性肿瘤压迫椎体。鉴别诊断为椎体来源的病变，如动脉瘤样骨囊肿侵犯外部。

最终诊断

神经鞘瘤。

病例 22

1 › 病　史

女，61岁，门诊患者，9个月前行乳腺癌手术，后续复诊化疗8个周期；4个月前发现颈部淋巴结结核，抗结核治疗2个月。2个月前发现腰5～骶1病变。

2 › 体格检查

未检查。

3 › 影像学检查

1）CT影像表现（见下图）

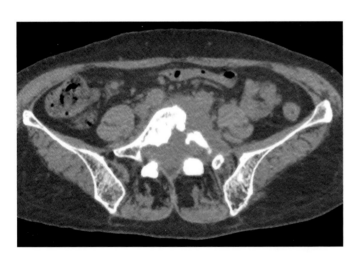

图 22-1　骶骨 CT 平扫横断面骨窗
（腰 5 层面）

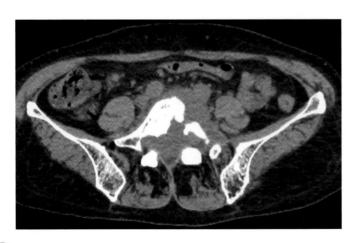

图 22-2　骶骨 CT 平扫横断面软组织窗
（腰 5 层面）

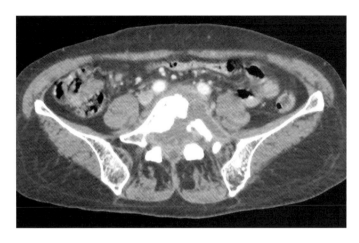

图 22-3　骶骨 CT 增强后横断面软组织窗
　　　　（腰 5 层面）

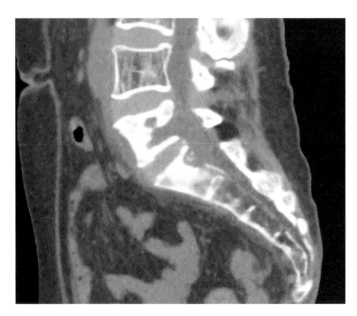

图 22-4　骶骨 CT 平扫矢状面骨窗

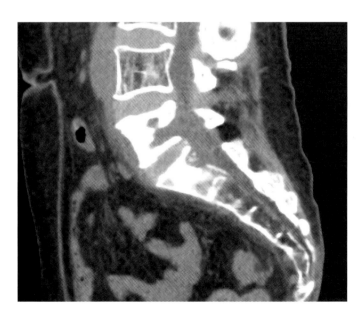

图 22-5　骶骨 CT 平扫矢状面软组织窗

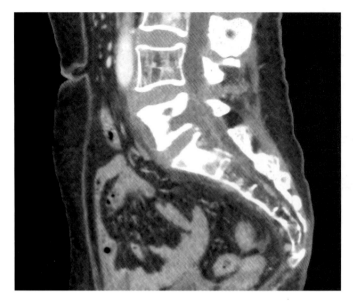

图 22-6　骶骨 CT 增强后矢状面软组织窗

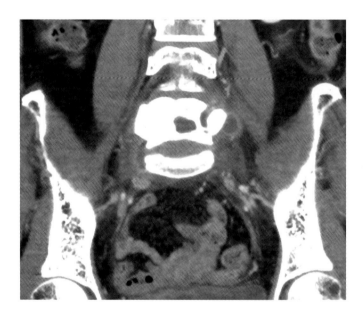

图 22-7　骶骨 CT 增强后冠状面软组织窗

　　征象描述： 腰 5～骶 1 椎体骨质破坏，周围骨质硬化，破坏区内存在斑点状高密度影，后方皮质及椎角破坏、病灶相连续，周围软组织肿胀，密度不均匀，中央为低密度影，椎管狭窄；增强扫描后可见边缘强化。

2）MRI 影像表现（见下图）

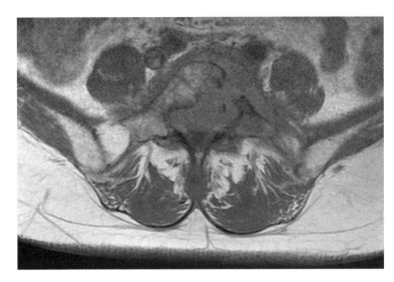

图 22-8　骶椎 MRI 横断面 T$_1$WI
（腰 5 层面）

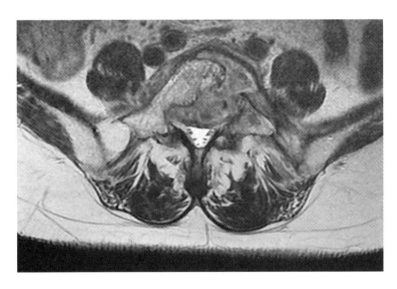

图 22-9　骶椎 MRI 横断面 T$_2$WI
（腰 5 层面）

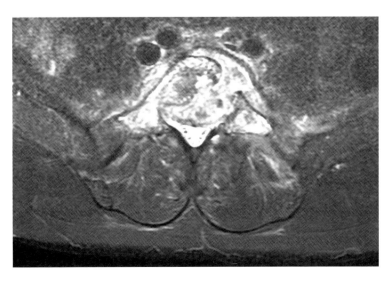

图 22-10　骶椎 MRI 横断面脂肪抑制 T$_2$WI
（腰 5 层面）

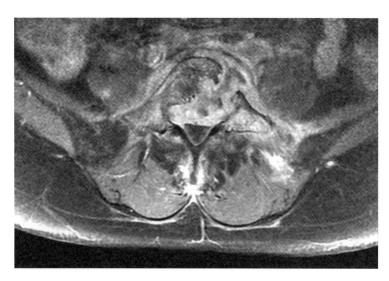

图 22-11　骶椎 MRI 增强后横断面脂肪抑制
　　　　　 T_1WI（腰 5 层面）

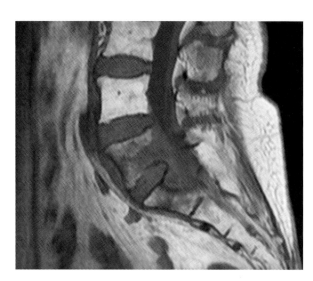

图 22-12　骶椎 MRI 矢状面 T_1WI

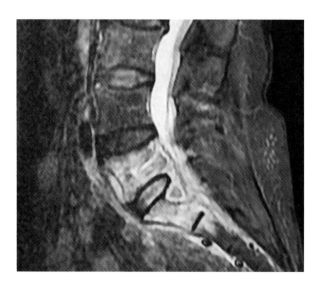

图 22-13　骶椎 MRI 矢状面脂肪抑制 T_2WI

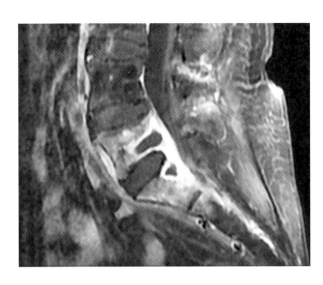

图 22-14　骶椎 MRI 增强后矢状面脂肪抑制 T_1WI

征象描述： 腰 5 椎体、骶 1 椎体、骶 2 椎体上部骨质破坏，信号不均匀，呈 T_1WI 中等信号，T_2WI 中央中等稍低、边缘高信号，局部皮质连续性中断，后缘相连通，部分突破至椎体前缘；增强扫描示边缘环状强化，中央液性成分不强化。

4 › 初级分析

CT 平扫图像示腰 5 椎体、骶 1 椎体溶骨性破坏，周围软组织肿胀，突破椎体向左前方蔓延，边缘硬化，椎间隙正常，增强扫描后可见环形强化。MRI 示病灶呈 T_1WI 等低信号、T_2WI 混杂高信号，椎旁软组织弥漫性水肿。综上所述，结合病史，首先考虑结核。本例虽无椎间隙变窄，但 MRI 显示腰 5/ 骶 1 椎间盘信号增高，提示间盘存在炎性改变。鉴别诊断为乳腺癌骨转移。

5 › 程晓光教授点评

患者为老年女性。CT 图像示腰 5、骶 1 骨质破坏伴周围软组织改变，破坏区周围反应性骨质硬化，椎间隙无明显变窄。MRI 示病变整体呈炎性改变：周围软组织水肿，椎管内脓肿形成，增强后脓肿壁强化。首先考虑感染性病变，如结核，但椎间隙表现不典型。

最终诊断

结核。

病例 23

1 › 病　史

女，10 岁，9 个月前无明显诱因出现腰部疼痛，4 个月前腰部出现包块，就诊于当地医院，处理不详，腰痛未缓解。2 个月前行局部病灶切除活检术。

2 › 体格检查

右腰部可见一隆起包块，表面有约长 3.0cm 手术瘢痕。

3 › 影像学检查

1）CT 影像表现（见下图）

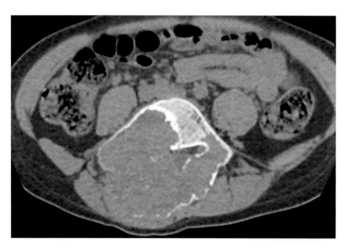

图 23-1　腰椎 CT 平扫横断面骨窗
（腰 5 水平）

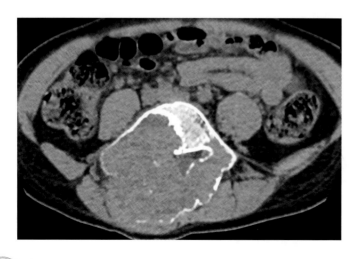

图 23-2　腰椎 CT 平扫横断面软组织窗
（腰 5 水平）

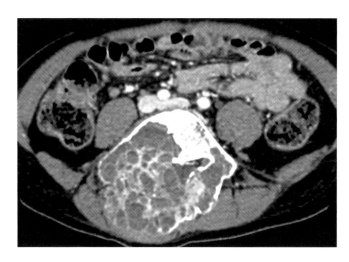

图 23-3　腰椎 CT 增强后横断面软组织窗
（腰 5 层面）

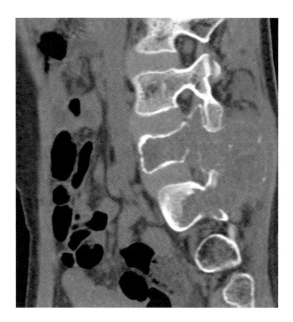

图 23-4　腰椎 CT 平扫矢状面骨窗

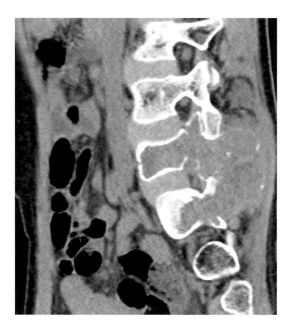

图 23-5　腰椎 CT 平扫矢状面软组织窗

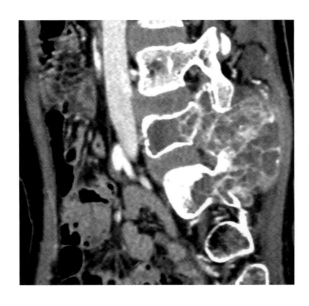

图 23-6　腰椎 CT 增强后矢状面软组织窗

征象描述： 腰 5 椎体、骶 1 椎体及附件膨胀性溶骨破坏，边界清晰，局部边缘硬化，向后膨出的组织具有不连续性骨性包壳，内部多发液－液平面及分隔散在的少许分隔钙化点；增强扫描后可见边缘及分隔强化。相应水平椎管受压狭窄。

2）MRI 影像表现（见下图）

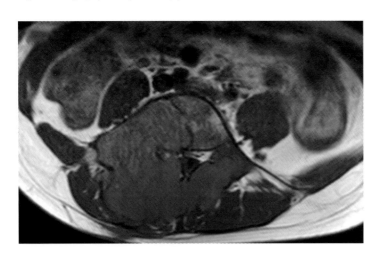

图 23-7　腰椎 MRI 横断面 T_1WI（腰 5 层面）

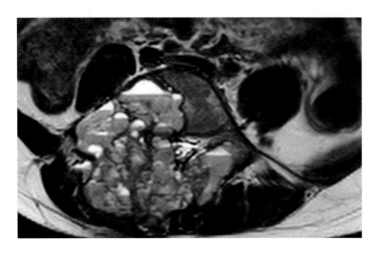

图 23-8　腰椎 MRI 横断面 T_2WI（腰 5 层面）

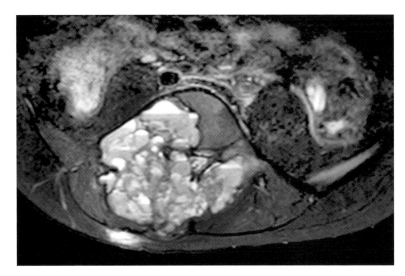

图 23-9　腰椎 MRI 横断面脂肪抑制 T_2WI
（腰 5 层面）

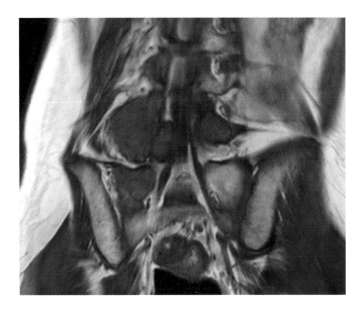

图 23-10　腰椎 MRI 冠状面 T_1WI

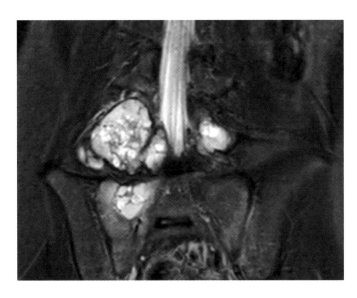

图 23-11　腰椎 MRI 冠状面 T_2WI

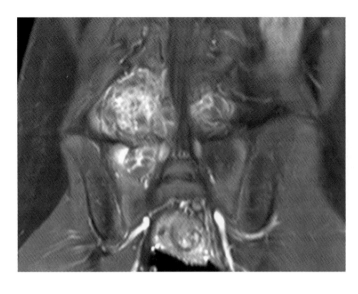

图 23-12   腰椎 MRI 增强后冠状面脂肪抑制 T_1WI

征象描述：腰 5 椎体及附件、骶 1 右侧椎体及附件膨胀性破坏，外缘低信号骨性包壳，骨内边缘硬化，内部多发液 – 液平面及分隔，增强扫描后可见分隔及边缘强化。腰 5 椎体水平椎管狭窄，右侧神经根受压。

4 ▶ 初级分析

患者为儿童。CT 图像示腰 5 椎体、骶 1 椎体及附件膨胀性溶骨性骨质破坏，边界清楚，可见骨性包壳，边缘硬化，软组织肿块密度不均，内部多发液 – 液平面和残留骨嵴，增强后，边缘及分隔明显强化。考虑为动脉瘤样骨囊肿（aneurysmal bone cyst，ABC），但由于病变分隔较多、强化显著，需与毛细血管扩张型骨肉瘤相鉴别，此外，还需与其他肿瘤继发 ABC 相鉴别。MRI 示病灶于 T_1WI 图像为等 – 偏高信号，提示出血，于 T_2WI 图像含有多发液 – 液平面，实性成分较多；增强扫描后，分隔及边缘明显强化。上述大部分征象支持为动脉瘤样骨囊肿，鉴别诊断为毛细血管扩张型骨肉瘤。

5 ▶ 程晓光教授点评

患者为 10 岁儿童。腰 5 椎体及附件明显膨胀性骨质破坏，边界清楚，具有不完整骨性包壳，累及部分骶骨，提示病变具有一定侵袭性；CT 增强图像显示内部多发小液 – 液平面，边缘及分隔明显强化，MRI 显示得更加清楚。考虑为动脉瘤样骨囊肿。现在认为动脉瘤样骨囊肿是一种真性肿瘤，既往所称"继发性动脉瘤样骨囊肿"应该被称为伴有动脉瘤样骨囊肿样结构或多囊样改变。本例具有一定侵袭性征象，需要与毛细血管扩张型骨肉瘤鉴别。

最终诊断

动脉瘤样骨囊肿。

病例 24

1 › 病 史

男，42岁，门诊患者，发现骶骨病变7年。

2 › 体格检查

未检查。

3 › 影像学检查

1）X线影像表现（见下图）

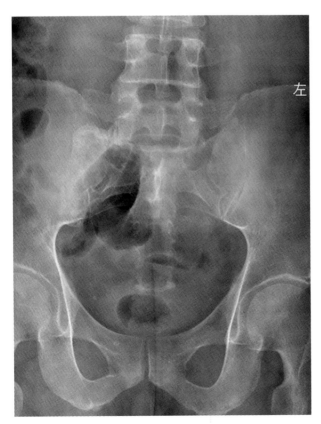

图 24-1　骨盆 X 线正位片

征象描述： 骶 1 右侧骶翼可疑骨质破坏，边缘硬化。

2）CT 影像表现（见下图）

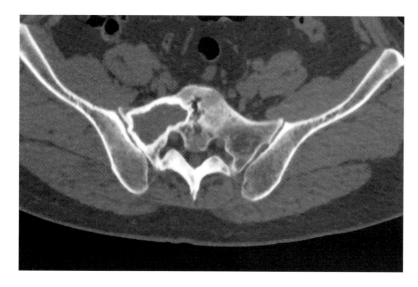

图 24-2　骨盆 CT 平扫横断面骨窗

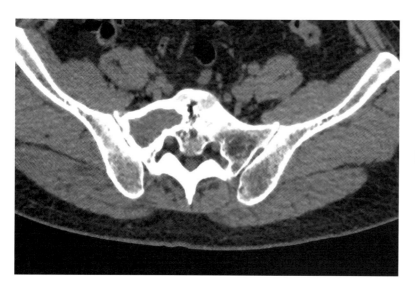

图 24-3　骨盆 CT 平扫横断面软组织窗

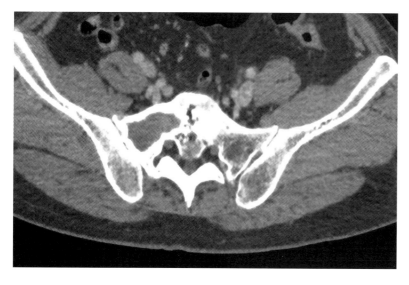

图 24-4　骨盆 CT 增强后横断面软组织窗

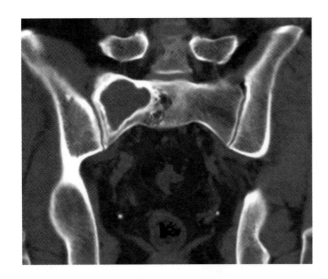

图 24-5　骨盆 CT 平扫冠状面骨窗

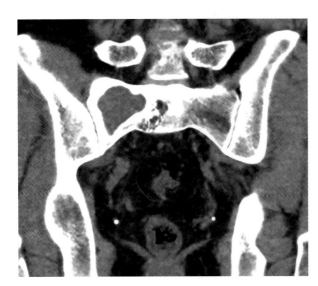

图 24-6　骨盆 CT 平扫冠状面软组织窗

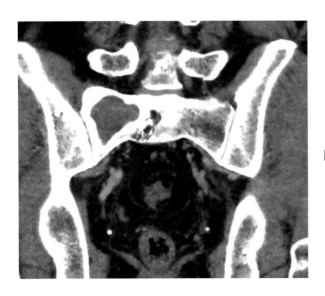

图 24-7　骨盆 CT 增强后冠状面软组织窗

征象描述： 骶 1 右侧骶翼骨质破坏，边界清楚，边缘硬化，内部密度欠均匀，CT 值约为 42HU，未累及下方骶孔，增强扫描后可见轻度不均匀强化，CT 值约为 66HU。

4 › 初级分析

　　X 线片示右侧骶骨可疑低密度影，边缘硬化。CT 图像示右侧骶骨骨质破坏，全部边缘明显硬化，骨外无软组织肿块，骶孔无受侵，增强扫描后，无明显强化。若不考虑病史，可诊断为纤维结构不良，但患者病史长，治疗史不明确，骨囊肿或动脉瘤样骨囊肿等良性病变在治疗后可发生此类改变（骨修复不完整的表现），需作为鉴别诊断。CT 图像难以区分病变内部为囊性成分还是实性成分，需进一步行 MRI 检查。

5 › 程晓光教授点评

　　X 线片示右侧骶骨可疑低密度影。CT 图像示骶骨右侧区骨质破坏，内部密度不均匀，无钙化，边界清晰，边缘明显硬化，未侵犯骶孔或椎管，增强扫描后，无明确强化。考虑为骨纤维异常增殖症（纤维结构不良）、动脉瘤样骨囊肿等良性病变。

最终诊断

　　单纯性骨囊肿。

病例 25

1 › 病 史

女，9岁，4年前无明显诱因间断性出现左臀部及左大腿后部疼痛，不伴放射痛，自述"口服牛奶"后缓解，未经系统治疗。1个月前突发疼痛1次，3天前发现椎管内占位性病变。

2 › 体格检查

未检查。

3 › 影像学检查

1）CT 影像表现（见下图）

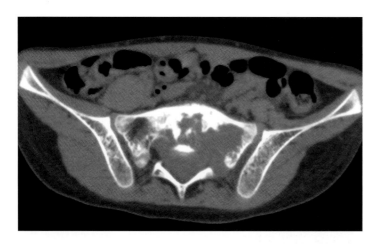

图 25-1 骶骨 CT 平扫横断面骨窗
（骶 1 层面）

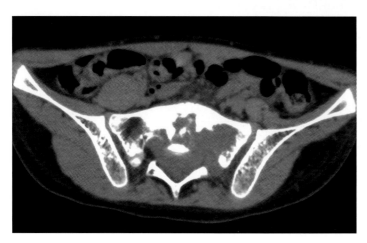

图 25-2 骶骨 CT 平扫横断面软组织窗
（骶 1 层面）

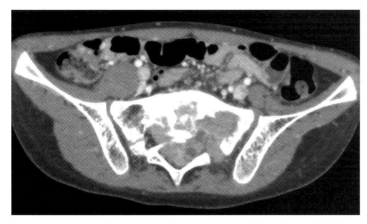

图 25-3　骶骨 CT 增强后横断面软组织窗
　　　　（骶 1 层面）

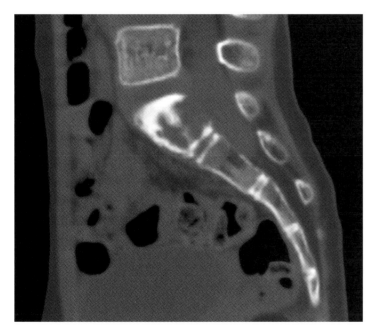

图 25-4　骶骨 CT 平扫矢状面骨窗

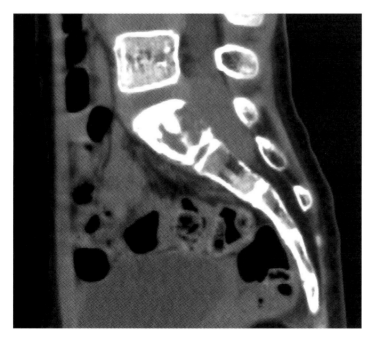

图 25-5　骶骨 CT 平扫矢状面软组织窗

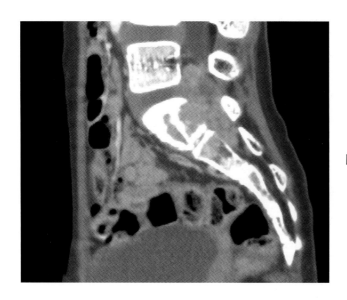

图 25-6　骶骨 CT 增强后矢状面软组织窗

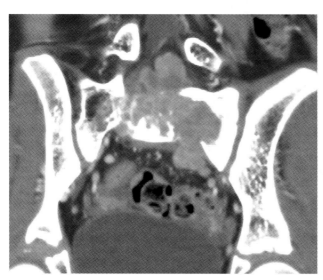

图 25-7　骶骨 CT 增强后冠状面软组织窗

征象描述：骶 1～骶 2 及右侧骶翼骨质破坏并腰 5～骶 2 水平椎管内软组织肿块，累及双侧骶 1～骶 2 骶孔，部分向前突入盆腔，增强扫描后可见不均匀明显强化。

2）MRI 影像表现

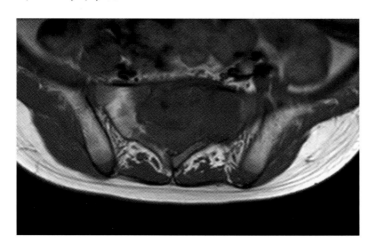

图 25-8　骶椎 MRI 横断面 T_1WI（骶 1 层面）

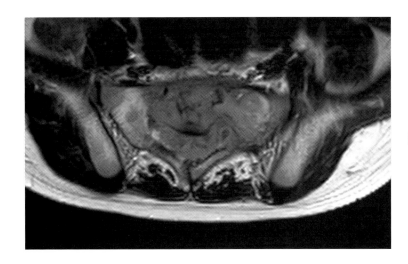

图 25-9　骶椎 MRI 横断面 T$_2$WI
（骶 1 层面）

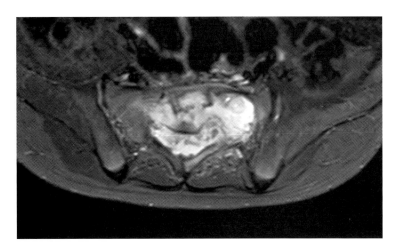

图 25-10　骶椎 MRI 横断面脂肪抑制 T$_2$WI
（骶 1 层面）

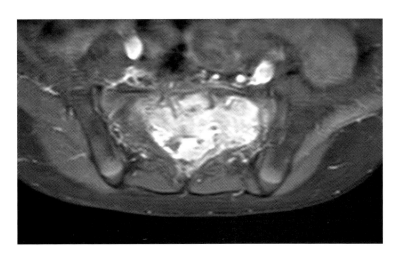

图 25-11　骶椎 MRI 增强后横断面脂肪抑制
T$_1$WI（骶 1 层面）

征象描述： 骶 1～骶 2 骨质破坏合并腰 5～骶 2 水平椎管内软组织肿块，累及双侧骶 1～2 骶孔，部分向前突入盆腔，T$_1$WI 呈中低信号，T$_2$WI 呈中等稍高信号，信号基本均匀，病变边界不清，增强扫描后，不均匀明显强化。

4 **› 初级分析**

CT 图像示骶骨不规则溶骨性破坏，边界不清，局部硬化，无骨膜反应，后缘皮质连续中断，见软组织肿块突破皮质，累及椎管，并向前突入盆腔，内部见少量高密度影，可能为钙化或残留骨，增强后不均匀强化。结合病史，考虑为低度恶性肿瘤，神经源性肿瘤？鉴别诊断为骨肉瘤、尤文肉瘤、淋巴瘤等。MRI 示病变呈 T_1WI 等信号，T_2WI 混杂高信号，T_2WI 压脂为明显高信号，无明显脂肪成分，不均匀明显强化，考虑为恶性肿瘤。除上述疾病外，结合强化程度较高的特点，鉴别诊断还需包括血管内皮瘤。

5 **› 程晓光教授点评**

患者为 9 岁儿童。CT 图像示骶骨破坏、部分皮质消失；前缘密度增高，为成骨性改变，需要鉴别瘤骨和反应性硬化，瘤骨多表现为破坏区内棉絮样高密度影，而反应性硬化则主要位于破坏区边缘，本例的成骨性改变更倾向为后者；另外，可见明显软组织肿块突向椎管。MRI 显示病变范围优于 CT 图像，但对定性帮助不大。可以明确该病为发生于儿童骶骨上部的恶性肿瘤，最常见者为尤文肉瘤。血管源性肿瘤可作为鉴别诊断，但缺乏影像学证据。

最终诊断

尤文肉瘤。

病例 26

1 **› 病　史**

女，14 岁，1 年前无明显诱因出现双下肢疼痛，伴臀部麻木、左足跟针刺感。近 1 月来症状加重，伴大小便失禁。

2 **› 体格检查**

骶尾部疼痛，压痛（＋），双下肢肌力减低，远端浅感觉减退，肛门括约肌松弛，会阴区感觉缺失，跟腱反射减退。

3 **› 影像学检查**

1）CT 影像表现（见下图）

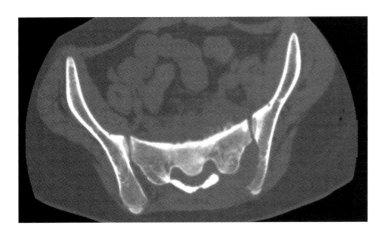

图 26-1　骶骨 CT 平扫横断面骨窗（骶 1 层面）

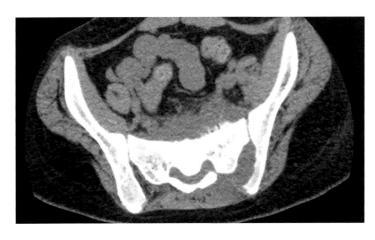

图 26-2　骶骨 CT 平扫横断面软组织窗（骶 1 层面）

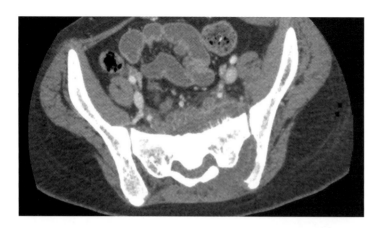

图 26-3　骶骨 CT 增强后横断面软组织窗
（骶 1 层面）

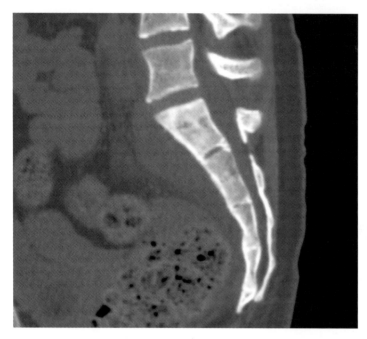

图 26-4　骶骨 CT 平扫矢状面骨窗

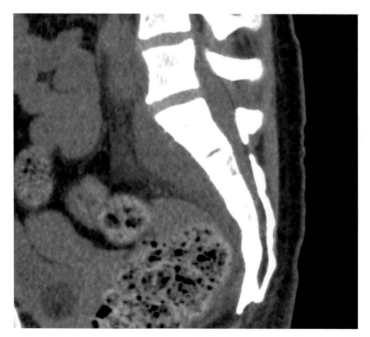

图 26-5　骶骨 CT 平扫矢状面软组织窗

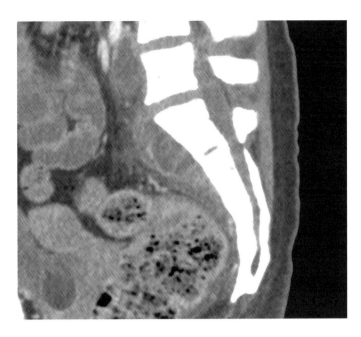

图 26-6　骶骨 CT 增强后矢状面软组织窗

征象描述： 骶骨骨质破坏伴放射状骨膜反应，周围形成软组织肿块，密度不均匀，边界不清，增强扫描后可见边缘及内部分隔样强化。

2）MRI 影像表现（见下图）

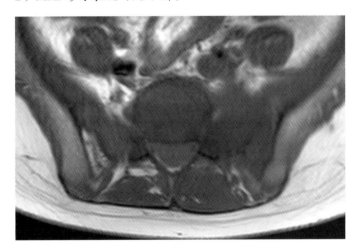

图 26-7　骶椎 MRI 横断面 T_1WI（骶 1 层面）

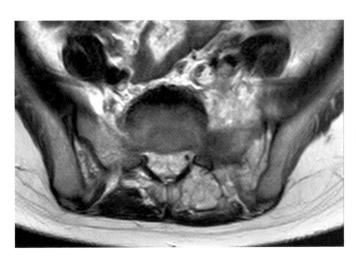

图 26-8　骶椎 MRI 横断面 T_2WI（骶 1 层面）

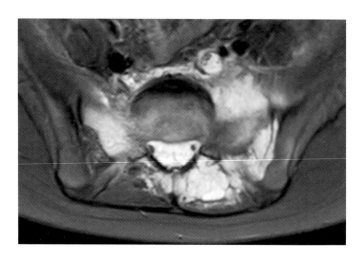

图 26-9　骶椎 MRI 横断面脂肪抑制
　　　　T$_2$WI（骶 1 层面）

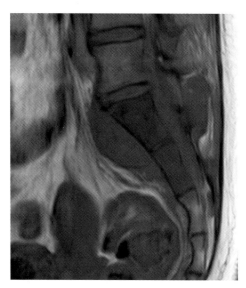

图 26-10　骶椎 MRI 矢状面 T$_1$WI

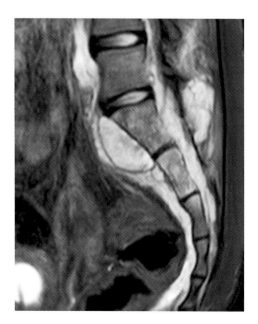

图 26-11　骶椎 MRI 矢状面脂肪抑制
　　　　　T$_2$WI

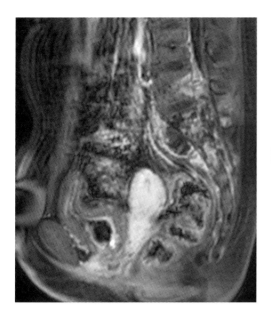

图 26-12　骶椎 MRI 增强后矢状面脂肪抑制 T_1WI

征象描述： 骶骨骨质破坏伴周围软组织肿块形成，呈 T_1WI 等 – 稍低、T_2WI 高、T_2WI 压脂高信号，前部累及椎前软组织，范围自腰 5 水平至骶尾关节水平；向后侵及腰 5 至骶 5 水平椎管，并侵及双侧竖脊肌群，左侧臀大肌、臀中肌局部、双侧梨状肌水肿；向左后方伸入左侧骶髂关节间隙，致关节间隙较对侧略扩大，左侧髂骨耳状面局部外压性改变并关节面下小片骨髓水肿；向右止于骶髂关节水平。增强扫描后，明显不均匀强化，以边缘强化为著。

4 ▸ 初级分析

CT 图像示骶骨骨质破坏伴巨大软组织肿块形成，骨质破坏相对不明显，骶骨前缘存在放射状骨膜反应，软组织肿物范围较广，累及左侧骶髂关节、骶管和骶骨腹侧面，增强扫描后可见不均匀强化，边缘较明显。结合患者年龄，首先考虑为尤文肉瘤。MRI 显示的病变范围较 CT 更为弥漫，软组织肿块更加明显，骶骨、骶前软组织和椎管均受累及，骨质破坏区及软组织肿块呈 T_1WI 等 – 稍低信号，T_2WI 高信号，压脂混杂高信号，增强扫描后明显不均匀强化，支持尤文肉瘤的诊断。由于软组织肿块边界尚清晰，累及骶管，鉴别诊断需包括神经源性肿瘤。

5 ▸ 程晓光教授点评

患者为青少年。CT 图像示骶骨周围巨大软组织肿块，而骨质破坏相对不明显，容易被误诊为软组织肿瘤，需要谨慎对待；骶骨前后均有软组织肿块，即包绕骨质生长，增强扫描后不均匀强化。发生于儿童 / 青少年患者、具有此种影像表现的最常见肿瘤是尤文肉瘤。鉴别诊断为骨肉瘤，骶骨不是骨肉瘤的常见发病部位，且骨肉瘤多有成骨改变，而本例无相关征象。MRI 示髂骨及骶骨均存在 T_1WI 低信号，提示骨髓受到浸润，周围较大软组织肿块，表现为"浸润性破坏"，说明病变恶性程度很高，在儿童 / 青少年患者中，以尤文肉瘤最为常见。增强扫描后边缘强化、中央强化不明显，可能为肿瘤生长过快、中央血运不足所致。

最终诊断

骨肉瘤。

病例 27

1 › **病 史**

女，36岁，11个月前无明显诱因出现右大腿疼痛，夜间痛显著，行局部镇痛治疗后短暂好转；5个月前疼痛症状加重，伴骶尾部疼痛，活动受限。6年前行"脑膜瘤切除术"，2年前行"脑膜瘤术后复发切除术"，术后口服丙戊酸钠（德巴金）抗癫痫治疗。

2 › **体格检查**

骶尾部感觉减退，双下肢肌力Ⅲ～Ⅳ级，步态不稳。

3 › **影像学检查**

1）CT影像表现（见下图）

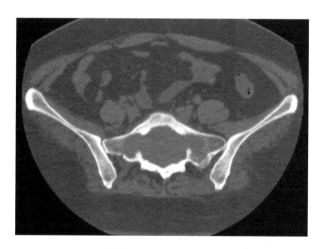

图 27-1　腰椎 CT 平扫横断面骨窗（骶 1 层面）

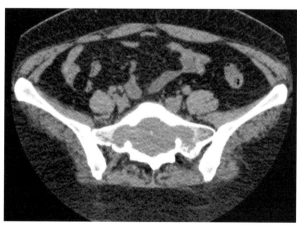

图 27-2　腰椎 CT 平扫横断面软组织窗（骶 1 层面）

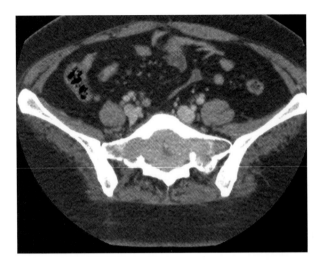

图 27-3 腰椎 CT 增强后横断面软组织窗
（骶 1 层面）

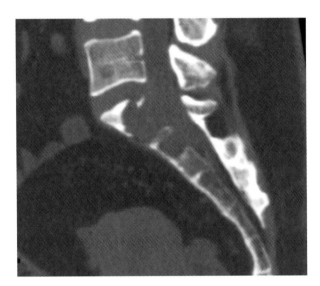

图 27-4 腰椎 CT 平扫矢状面骨窗

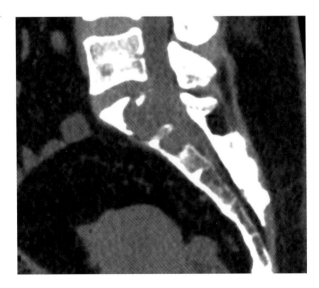

图 27-5 腰椎 CT 平扫矢状面软组织窗

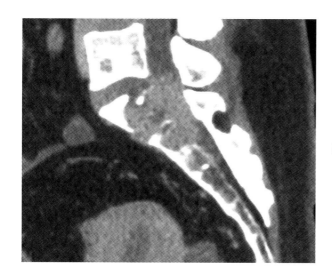

图 27-6　腰椎 CT 增强后矢状面软组织窗

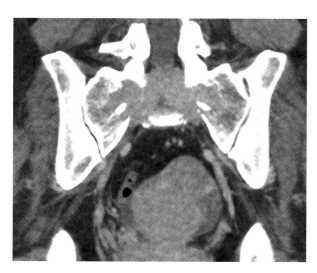

图 27-7　腰椎 CT 增强后冠状面软组织窗

征象描述：骶 1～骶 2 椎体骨质破坏，边界尚清，局部边缘硬化，软组织肿块突破骶骨后缘皮质、累及骶管，增强扫描后可见不均匀强化，大部分区域明显强化。腰 5 椎体内小灶性骨质破坏，明显强化。

2）MRI 影像表现（见下图）

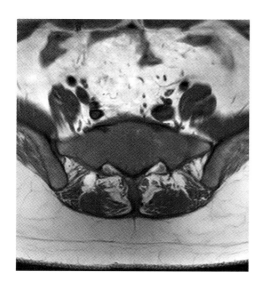

图 27-8　腰椎 MRI 横断面 T_1WI（骶 1 层面）

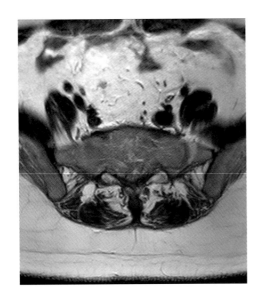

图 27-9　腰椎 MRI 横断面 T_2WI（骶 1 层面）

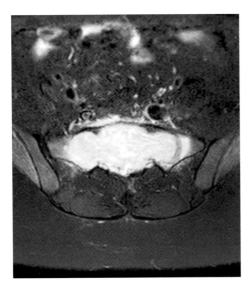

图 27-10　腰椎 MRI 横断面脂肪抑制 T_2WI
　　　　　（骶 1 层面）

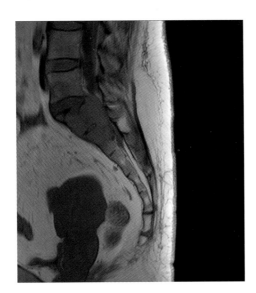

图 27-11　腰椎 MRI 矢状面 T_1WI

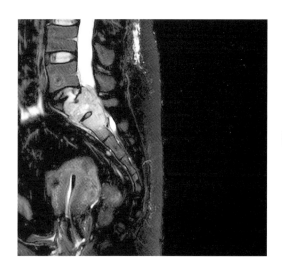

图 27-12　腰椎 MRI 矢状面脂肪抑制 T_2WI

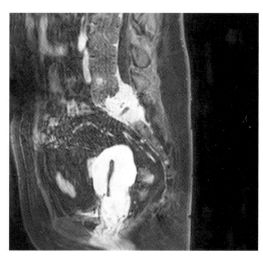

图 27-13　腰椎 MRI 增强后矢状面脂肪抑制 T_1WI

征象描述： 骶 1～骶 2 椎体骨质破坏，伴有软组织肿块向椎管内突出，沿骶管后缘上下略蔓延，内部信号不均，主体呈 T_2WI 稍低信号，内部混杂有多发条线状高信号，增强扫描后呈明显强化；骶 1～骶 2 椎间盘信号正常。腰 5 椎体内小灶性信号异常，增强后强化。

4 › 初级分析

CT 图像示骶 1～骶 2 椎体膨胀性溶骨性骨质破坏，病变居中、两侧对称，边界清晰，皮质尚连续，可见软组织肿块向椎管内生长，椎管狭窄，增强扫描后可见明显强化，考虑为偏良性病变。MRI 示病变膨胀性生长，后缘隐约见骨包壳影，软组织肿块局部突破骨皮质，信号不均匀，T_2WI 信号稍偏高，病灶前方高信号可能为反应性渗出，增强后明显强化。发生于骶骨的常见肿瘤包括脊索瘤、骨巨细胞瘤和神经源性肿瘤，脊索瘤好发于骶骨末端，后二者则以骶骨上段较为多见，神经源性肿瘤更为偏心、常伴有骶管扩张。本例首先考虑为骨巨细胞瘤。

5 ▸ 程晓光教授点评

患者为中青年女性。CT 图像示骶 1 ~ 骶 2 骨质破坏但椎间盘完整，说明为肿瘤性病变，病变位置偏上，轻度膨胀，密度均匀，增强扫描后明显强化，首先考虑为骨巨细胞瘤，但其膨胀程度相对不足，且椎体后方软组织肿物无明确骨性包壳。另外，MRI 显示腰 5 椎体内亦存在灶性信号异常。因此，不能除外恶性肿瘤，如淋巴瘤、转移癌等。

最终诊断

孤立性纤维瘤。

病例 28

1 **›病　史**

男，33 岁，2 个月前无明显诱因出现双大腿后侧至小腿后侧酸痛，伴有肛门坠胀感及尿频，行走后疼痛加重，休息可稍好转。

2 **›体格检查**

无异常。

3 **›影像学检查**

1）X 线影像表现（见下图）

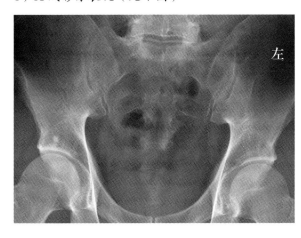

图 28-1　骶骨 X 线正位片

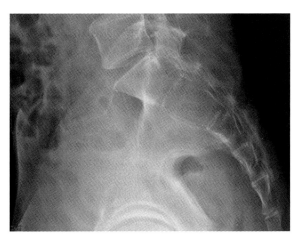

图 28-2　骶骨 X 线侧位片

征象描述： 骶 2 椎体膨胀性溶骨性骨质破坏，皮质变薄。

2）CT 影像表现（见下图）

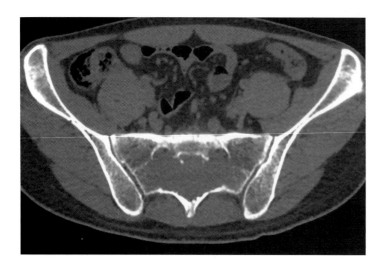

图 28-3　骶骨 CT 平扫横断面骨窗
（骶 2 层面）

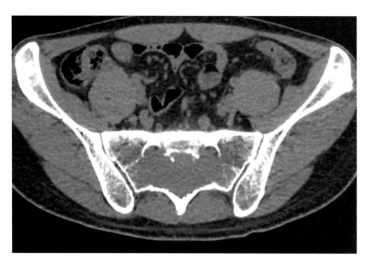

图 28-4　骶骨 CT 平扫横断面软组织窗
（骶 2 层面）

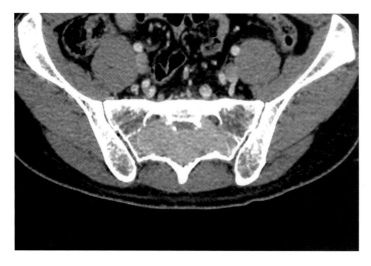

图 28-5　骶骨 CT 增强后横断面软组织窗
（骶 2 层面）

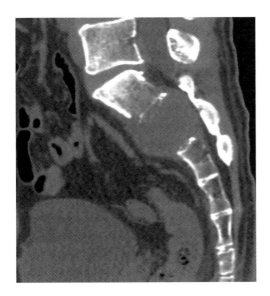

图 28-6   骶骨 CT 平扫矢状面骨窗

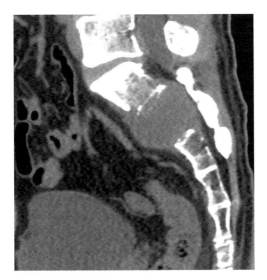

图 28-7   骶骨 CT 平扫矢状面软组织窗

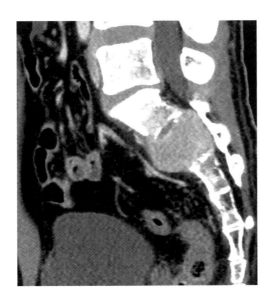

图 28-8   骶骨 CT 增强后矢状面软组织窗

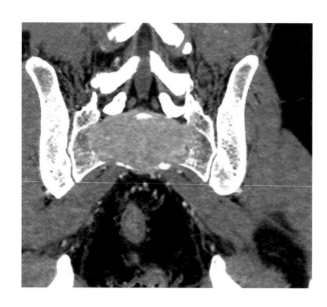

图 28-9　骶骨 CT 增强后冠状面软组织窗

征象描述：骶 2 椎体膨胀性溶骨性骨质破坏，密度均匀，无硬化边，边界欠清，皮质变薄、局部欠连续，向后压迫骶管，增强扫描后可见明显强化。

4 ＞ 初级分析

患者为中年男性。X 线片示骶 2 椎体膨胀性溶骨性骨质破坏，皮质明显变薄。CT 图像示病变位于骶 2 椎体中心，内部为均匀软组织密度，无钙化，周围皮质变薄，无硬化边，软组织肿块向周围突出，累及骶管，马尾神经受压，可解释患者的临床症状，骶孔无明显扩大，增强扫描后可见肿块均匀、明显强化。结合患者年龄，首先考虑为骨巨细胞瘤。鉴别诊断为神经源性肿瘤，多偏心生长，常伴囊变、出血导致密度不均匀，强化不如骨巨细胞瘤明显，骶孔常扩大。

5 ＞ 程晓光教授点评

X 线片示骶 2 椎体密度减低伴膨胀性改变。CT 图像示骶 2 椎体内膨胀性溶骨性骨质破坏伴软组织肿块，边界清晰，可见骨性包壳，骶孔无明显扩大，增强扫描后见明显强化。结合患者年龄，诊断为骨巨细胞瘤，此例表现典型。

最终诊断

骨巨细胞瘤。

病例 29

1 **› 病　史**

女,68岁,1年前无明显诱因出现骶尾部疼痛,仰卧位加重,当时行 X 线检查未见异常,后疼痛加重。近 2 个月来小便频繁,大便困难、便条变细,无便血。

2 **› 体格检查**

骶尾骨处压痛（＋）、叩痛（＋）。

3 **› 影像学检查**

1) CT 影像表现（见下图）

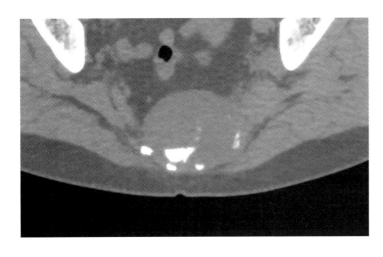

图 29-1　骶椎 CT 平扫横断面骨窗
　　　　　（骶尾部层面）

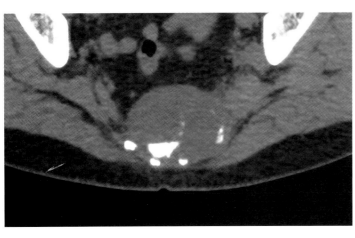

图 29-2　骶椎 CT 平扫横断面软组织窗
　　　　　（骶尾部层面）

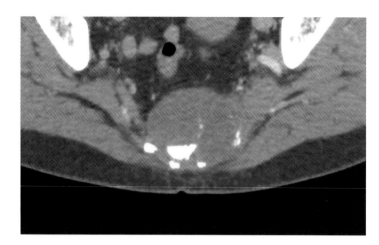

图 29-3　骶椎 CT 增强后横断面软组织窗
　　　　（骶尾部层面）

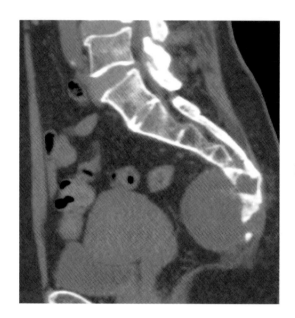

图 29-4　骶椎 CT 平扫矢状面骨窗

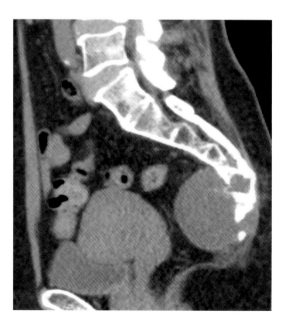

图 29-5　骶椎 CT 平扫矢状面软组织窗

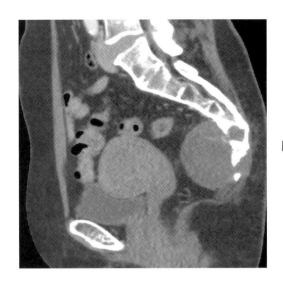

图 29-6　骶椎 CT 增强后矢状面软组织窗

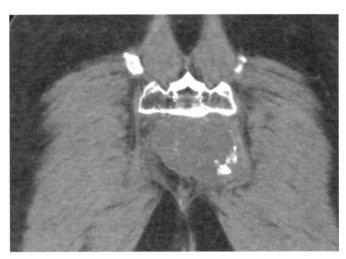

图 29-7　骶椎 CT 增强后冠状面软组织窗

征象描述：骶尾部溶骨性骨质破坏，前方软组织肿块形成，内部伴有不规则钙化灶，边界尚清，累及后方骶管；增强扫描后可见条索状轻度强化。

2）MRI 影像表现（见下图）

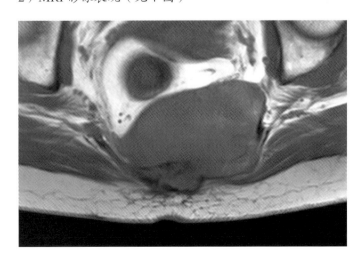

图 29-8　骶椎 MRI 横断面 T$_1$WI（骶尾部层面）

147

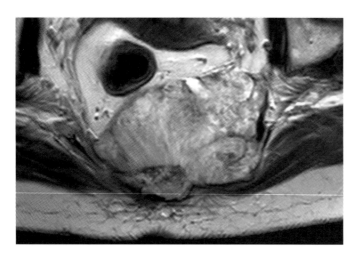

图 29-9　骶椎 MRI 横断面 T₂WI
（骶尾部层面）

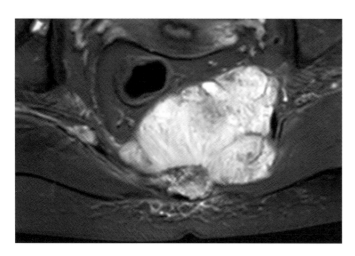

图 29-10　骶椎 MRI 横断面脂肪抑制 T₂WI
（骶尾部层面）

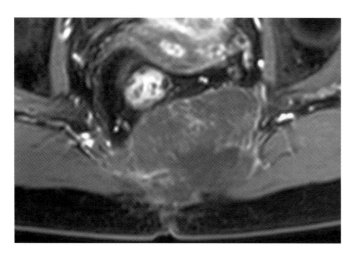

图 29-11　骶椎 MRI 增强后横断面脂肪抑制 T₁WI
（骶尾部层面）

　　征象描述：骶骨下部及尾骨上部溶骨性骨质破坏，伴软组织肿块形成，并向椎管及盆腔内生长，内部信号混杂，多发斑片状 T_1WI 高信号，主体 T_2WI 高信号；病变与直肠间脂肪间隙存在，周围软组织水肿；增强扫描后，肿块呈明显不均匀强化。

4 › 初级分析

患者为老年女性。CT 图像示骶 5 椎体及尾骨溶骨性骨质破坏，可见软组织肿块向前突入盆腔，密度不均匀，整体略低于肌肉密度，内有多发点片状钙化，增强扫描后，内部有条索状轻度强化，为典型脊索瘤表现。MRI 示肿块信号混杂，于 T_1WI 图像存在斑片状高信号，于 T_2WI 图像整体呈高信号，内混杂有索条样低信号，提示含有黏液和纤维组织，增强扫描后可见不均匀强化，诊断为脊索瘤。脊索瘤好发年龄为 40～80 岁；好发于脊柱两端，约 50% 发生于骶尾部、35% 发生于斜坡、15% 发生在其他部位；软组织肿块平均可达 10cm 左右，常伴有囊变和钙化。其他好发于骶尾骨的肿瘤包括：①骨巨细胞瘤，好发年龄为 20～40 岁，多见于骶骨近端；②神经源性肿瘤，多偏心生长，伴骶孔扩大。均与本例不相符。

5 › 程晓光教授点评

患者为老年女性。CT 图像示骶尾部骨质破坏伴前方较大软组织肿块形成，密度不均匀，内多发钙化灶，增强扫描后强化不明显。MRI 示骨质破坏伴有硬化，软组织肿块信号混杂。诊断为脊索瘤，病变部位和影像表现均典型，鉴别诊断不多。少见情况下，软骨肉瘤亦可发生于骶尾部，与脊索瘤影像表现相近，难以鉴别。骶骨好发的骨肿瘤还包括骨巨细胞瘤，它多发生于青年患者的骶骨上部，表现为膨胀性骨质破坏和显著强化，与脊索瘤有明显区别。

最终诊断

脊索瘤。

病例 30

1 › **病 史**

女，39岁，4个月前无明显诱因出现腰背部针刺样疼痛，放射至右大腿外侧、小腿外侧及外踝，疼痛呈间歇性，休息可缓解，无夜间痛。

2 › **体格检查**

无异常。

3 › **影像学检查**

1）X线影像表现（见下图）

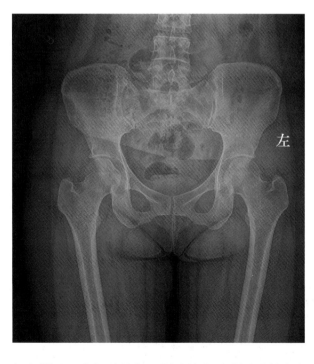

左

图 30-1 骨盆 X 线正位片

征象描述：右侧髂骨邻近骶髂关节处类圆形低密度区。

2）CT 影像表现（见下图）

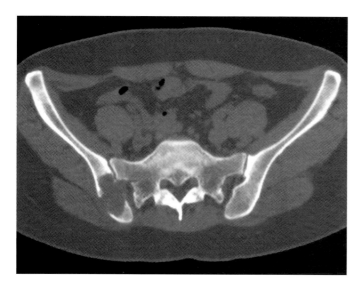

图 30-2　骨盆 CT 平扫横断面骨窗

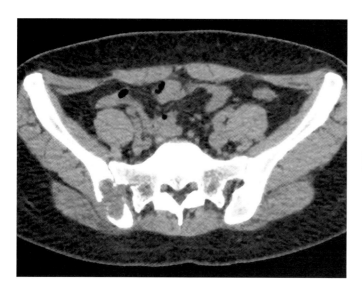

图 30-3　骨盆 CT 平扫横断面软组织窗

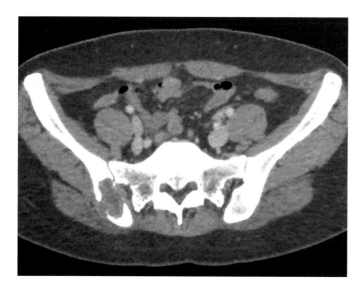

图 30-4　骨盆 CT 增强后横断面软组织窗

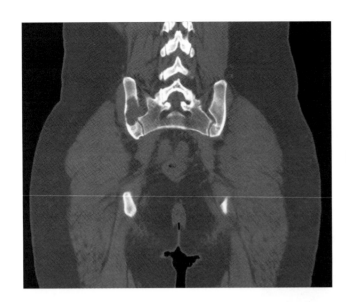

图 30-5　骨盆 CT 平扫冠状面骨窗

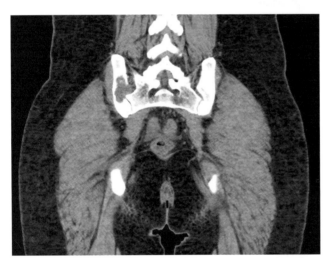

图 30-6　骨盆 CT 平扫冠状面软组织窗

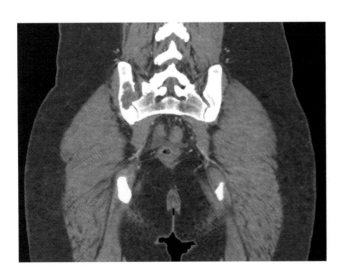

图 30-7　骨盆 CT 增强后冠状面软组织窗

征象描述：右侧髂骨骶髂关节水平局灶性溶骨破坏，边界欠清，无硬化边，软组织肿块突破皮质略微向两侧突出，增强扫描后，外周区呈轻中度强化、中央区无明显强化。

3）MRI 影像表现（见下图）

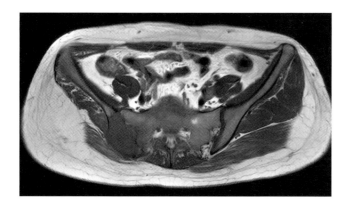

图 30-8　骨盆 MRI 横断面 T$_1$WI

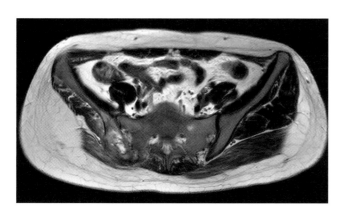

图 30-9　骨盆 MRI 横断面 T$_2$WI

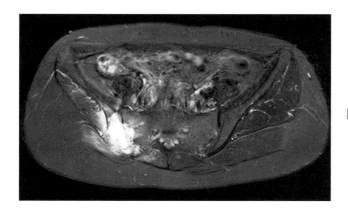

图 30-10　骨盆 MRI 横断面脂肪抑制 T$_2$WI

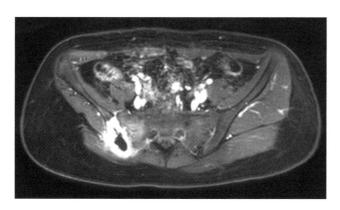

图 30-11　骨盆 MRI 增强后横断面脂肪抑制 T$_1$WI

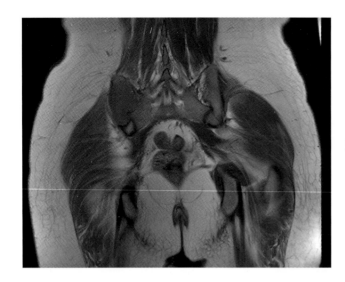

图 30-12　骨盆 MRI 冠状面 T_1WI

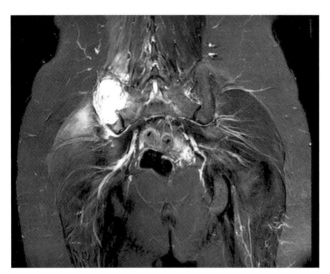

图 30-13　骨盆 MRI 冠状面脂肪抑制 T_2WI

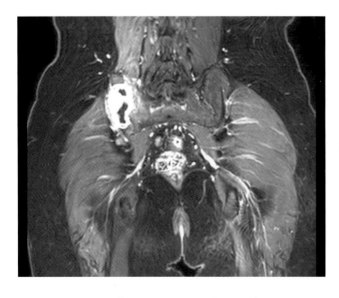

图 30-14　骨盆 MRI 增强后冠状面脂肪抑制 T_1WI

征象描述：右侧髂骨骨质破坏，内部呈等 T_1WI、混杂高 T_2WI 信号，皮质不连续，伴有软组织肿块，增强扫描后呈明显环形强化。相邻骶骨及周围软组织水肿。

4 › **初级分析**

X 线片无明显异常。CT 图像示右侧髂骨骨质破坏，邻近骶骨密度似有所减低，可能为骶髂关节病变，病灶内存在细小分隔，局部皮质不连续，软组织肿块突破髓腔，增强扫描后轻度不均匀强化，考虑为恶性病变。MRI 示骶骨信号正常（未受累及），髂骨病灶内部存在低信号分隔，病灶周围水肿，增强扫描后可见边缘明显强化、中心不强化，高度怀疑为恶性肿瘤。

5 › **程晓光教授点评**

患者为中年女性。X 线片示右侧髂骨邻近骶髂关节处局部密度不均匀。CT 图像示右侧髂骨骨质破坏，内部密度不均匀，无明显成骨或钙化，增强扫描后强化不明显，皮质中断，软组织肿块局部突破骨质，累及骶髂关节。病变侵袭性较强，结合年龄和发病部位，软骨肉瘤最为常见，但本例无明显钙化，不符合软骨肉瘤典型表现。MRI 示病灶局部有囊变信号，T_2WI 压脂图像呈明显高信号，病灶周围组织明显水肿，增强后可见边缘明显强化、中心不强化。本例诊断难度较高，根据上述部分特点，可考虑以下疾病：①嗜酸性肉芽肿，主要依据是病变周围组织存在明显炎性反应；②软骨肉瘤，但未观察到明确的软骨小叶征象；③动脉瘤样骨囊肿，但病变的膨胀程度不够显著。本例侵袭性较强，影像表现缺乏一致性，难以明确诊断。

最终诊断

恶性外周神经鞘瘤伴异源性分化。

病例 31

1 › **病 史**

男，44 岁，右侧腰腿痛 3 年，加重并发现右髂骨病变 6 周。

2 › **体格检查**

无异常。

3 › **影像学检查**

1）X 线影像表现（见下图）

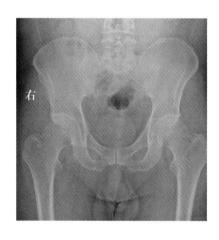

图 31-1　骨盆 X 线正位片

征象描述：右髂翼溶骨性骨质破坏，边界清晰，边缘硬化。

2）CT 影像表现（见下图）

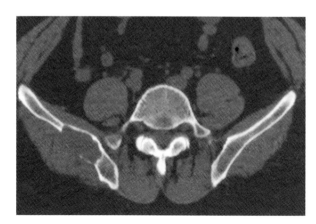

图 31-2　骨盆 CT 平扫横断面骨窗

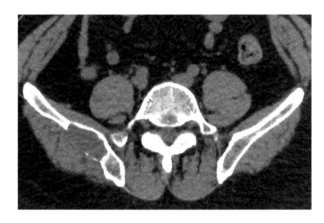

图 31-3　骨盆 CT 平扫横断面软组织窗

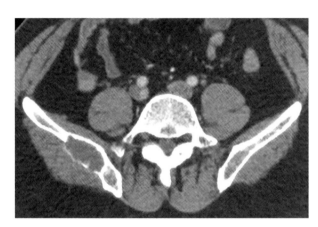

图 31-4　骨盆 CT 增强后横断面软组织窗

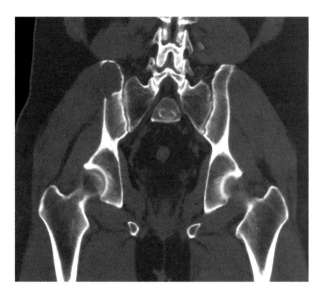

图 31-5　骨盆 CT 平扫冠状面骨窗

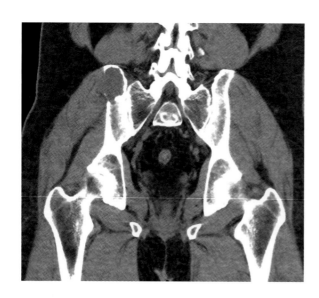

图 31-6　骨盆 CT 平扫冠状面软组织窗

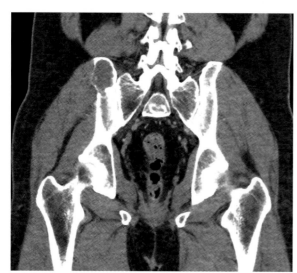

图 31-7　骨盆 CT 增强后冠状面软组织窗

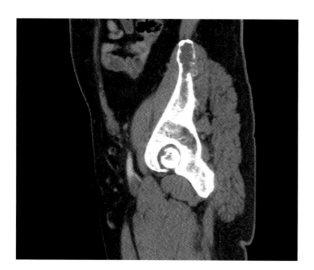

图 31-8　骨盆 CT 增强后矢状面软组织窗

　　征象描述：右髂骨轻度膨胀性溶骨破坏，边界尚清，骨性包壳菲薄，内部为较均匀软组织密度影，增强扫描后可见边缘强化，内部散在少许斑片状强化。

4 > **初级分析**

X 线片示右侧髂翼类圆形低密度影，边界清晰，边缘轻度硬化。CT 图像示右髂骨局部溶骨破坏，内部密度均匀，边缘无硬化，无骨膜反应，局部皮质似中断，软组织成分轻度外凸，增强扫描后边缘轻度强化，考虑为恶性病变，可能为软骨肉瘤。

5 > **程晓光教授点评**

患者为中年男性。X 线片示右侧髂翼骨质破坏，边界清晰。CT 图像示病变内侧壁完整，外侧壁轻度膨胀，病灶仍局限在骨膜内，增强后强化不明显。患者中年男性有右侧髂翼孤立性骨质破坏。最常见的疾病是软骨肉瘤，但是本例无明显软骨钙化，与软骨肉瘤不相符，也可能是由于病灶较小，还未形成典型钙化；动脉瘤样骨囊肿可作为鉴别诊断之一，但是该病灶膨胀不足，且无明显囊性改变，不支持该诊断。根据影像表现，总体考虑为良性或低度恶性病变，可进一步行 MRI 检查以分析病变成分。

最终诊断

软骨黏液样纤维瘤。

病例 32

1 › 病 史

男，54岁，1个月前外伤后出现右侧腰臀部疼痛，检查后发现右髂骨病变，并行穿刺活检术。此后右臀部疼痛逐渐加重，伴静息痛及夜间痛，活动后无明显加重。

2 › 体格检查

右臀部压痛（+）。

3 › 影像学检查

1）X线影像表现（见下图）

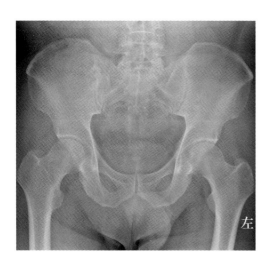

图 32-1　骨盆 X 线正位片

征象描述：右髂骨近骶髂关节处稍高密度影，边界清晰。

2）CT 影像表现（见下图）

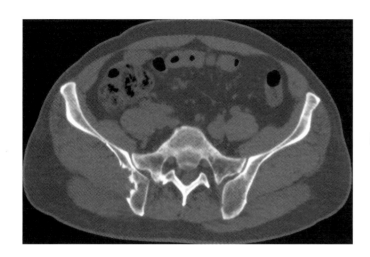

图 32-2　骨盆 CT 平扫横断面骨窗

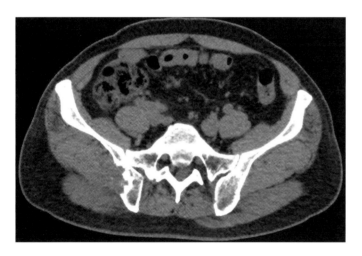

图 32-3　骨盆 CT 平扫横断面软组织窗

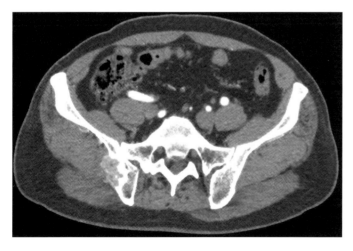

图 32-4　骨盆 CT 增强后横断面软组织窗

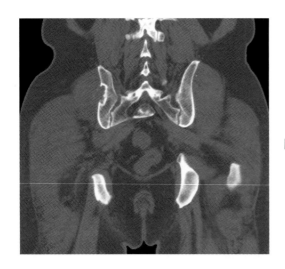

图 32-5　骨盆 CT 平扫冠状面骨窗

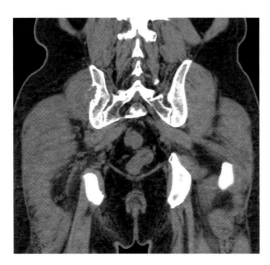

图 32-6　骨盆 CT 平扫冠状面软组织窗

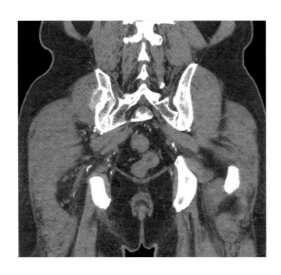

图 32-7　骨盆 CT 增强后冠状面软组织窗

　　征象描述：右髂骨偏外侧区溶骨性骨质破坏，骨内边界清晰、边缘硬化，软组织肿块突破外侧皮质，内部伴有点状、条状高密度影，增强扫描后可见明显强化。

3）MRI 影像表现（见下图）

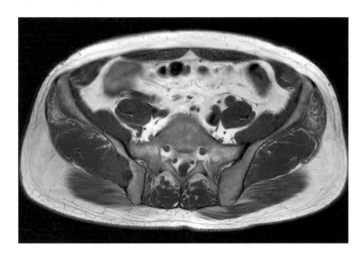

图 32-8　骨盆 MRI 横断面 T_1WI

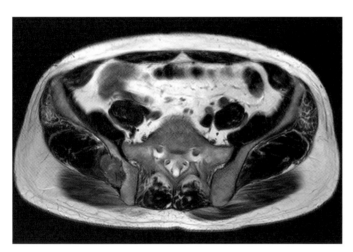

图 32-9　骨盆 MRI 横断面 T_2WI

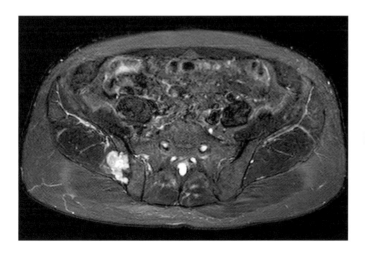

图 32-10　骨盆 MRI 横断面脂肪抑制 T_2WI

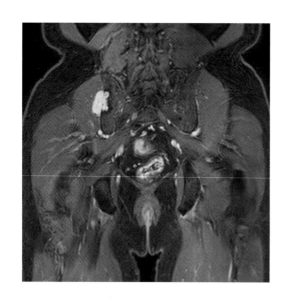

图 32-11　骨盆 MRI 增强后冠状面脂肪抑制 T_1WI

征象描述：右髂骨骨质破坏，边缘有轻度低信号硬化，可见分叶状软组织肿物突破宿骨，呈 T_1WI、T_2WI 偏低信号，内部存在点状、条线状水样 T_2WI 高信号，增强扫描后明显强化。

4 › 初级分析

X 线片示右侧骶髂关节附近局限性磨玻璃样密度影，边界清晰、边缘硬化。CT 图像示右侧髂骨骨质破坏，边缘硬化，似呈受压改变，可能为骨膜下病变，增强扫描后，软组织肿块可见明显强化，倾向为良性病变。MRI 示病灶的 T_2WI 压脂信号混杂，高信号中存在低信号，提示含有纤维成分，未累及周围软组织，增强扫描后明显强化。综合考虑为纤维类病变，可能为骨纤维异常增殖症（纤维结构不良）。

5 › 程晓光教授点评

X 线片示右侧髂骨病变边界清晰。CT 图像显示为右侧髂骨的单发病变，内侧边界清晰，外侧轻度膨胀，似可见骨膜轮廓；病灶内部无明显钙化或磨玻璃样密度，不是典型的纤维结构不良的表现，增强扫描后明显强化，提示病变血供丰富，整体考虑为良性病变的可能性大，但部分层面显示软组织肿块突破了骨皮质，需要谨慎对待。MRI 示病灶 T_1WI、T_2WI 信号略偏低，T_2WI 压脂高信号，软组织肿块局部突出于骨外，具有一定恶性征象。总体而言，本例的影像表现同时存在良性和恶性征象，多有矛盾之处，鉴别颇有难度，需要结合病理结果综合诊断。

最终诊断

磷酸盐尿性间叶性肿瘤。

病例 33

1 › 病 史

男，27 岁，门诊患者，左侧髂骨病变。

2 › 体格检查

未检查。

3 › 影像学检查

1）X 线影像表现（见下图）

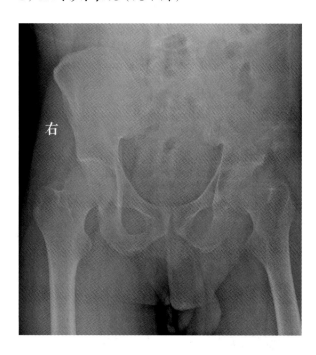

图 33-1 骨盆 X 线正位片

征象描述：左侧腰 4 椎体及左侧髂骨部分骨质缺如，骨轮廓畸形。

2）CT 影像表现（见下图）

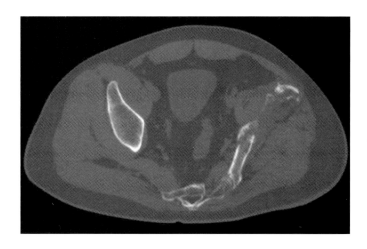

图 33-2　骨盆 CT 平扫横断面骨窗

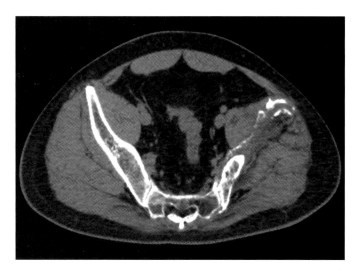

图 33-3　骨盆 CT 平扫横断面软组织窗

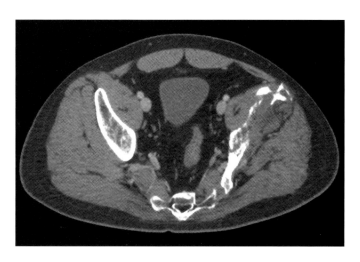

图 33-4　骨盆 CT 增强后横断面软组织窗

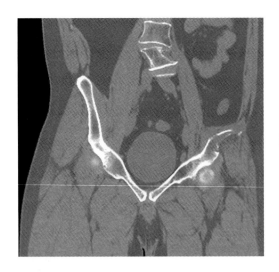

图 33-5　骨盆 CT 平扫冠状面骨窗

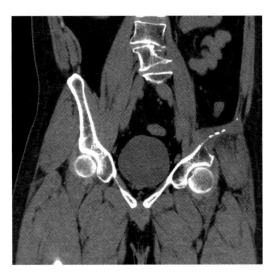

图 33-6　骨盆 CT 平扫冠状面软组织窗

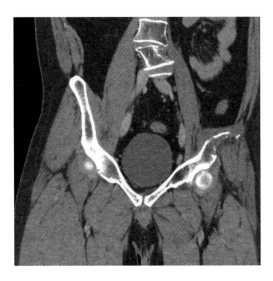

图 33-7　骨盆 CT 增强后冠状面软组织窗

　　征象描述：左侧髂骨、坐骨、腰 4 椎体左侧份骨萎缩、部分骨质缺失，代之以条索样软组织密度，同侧肌肉萎缩，增强扫描后无强化。

4 › **初级分析**

  X 线片示腰 4 椎体左侧部分及左侧髂翼部分骨质缺如，髂骨体部、耻坐骨交界区、左髋关节骨质密度减低，左髋关节间隙正常，左侧骶髂关节模糊，左侧臀部肌肉密度减低。CT 图像示左侧髂翼骨性结构大部分消失，残存相对薄弱的骨质；左侧腰 4 椎体骨质缺如，伴随椎体骨质硬化及囊变，椎间隙局部变窄；均不伴骨膜反应或软组织肿块，左侧髋部及臀部肌肉萎缩，增强扫描后不强化。考虑为骨溶解症。

5 › **程晓光教授点评**

  青年男性，无手术病史。X 线片示左侧腰 4 椎体及左侧髂骨骨质缺如，整体呈骨质疏松表现。CT 图像示左侧髂翼及腰 4 椎体左侧骨性结构大部分消失、骨质溶解，患侧肌肉明显萎缩，并非典型恶性肿瘤的骨破坏、软组织肿块征象，符合骨溶解症（又称幽灵骨、鬼怪骨）。目前，其发病机制尚不明确，病理上可出现血管瘤样结构，因此，有专家认为骨溶解症是血管瘤病的一种表现，但部分病例也会出现纤维肉芽样结构。总之，骨溶解症无特异性病理征象，主要依靠影像学诊断。

最终诊断

骨溶解症（Gorham-Stout disease）。

病例 34

1 › 病　史

男，50岁。5年前无明显诱因出现双侧腰部、髋部疼痛，右侧为著。行CT检查诊断为腰椎管狭窄，未做特殊治疗。2个月前发现右骨盆病变。

2 › 体格检查

右髂骨压痛。

3 › 影像学检查

1）X线影像表现（见下图）

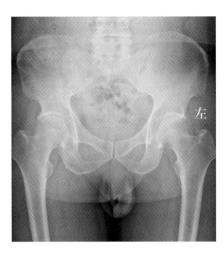

图 34-1　骨盆 X 线正位片

征象描述： 右侧髂骨混杂密度团块影。

2）CT影像表现（见下图）

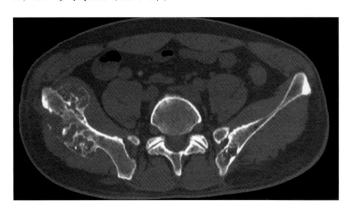

图 34-2　骨盆 CT 平扫横断面骨窗

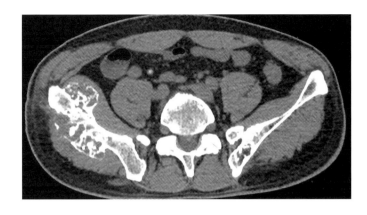

图 34-3　骨盆 CT 平扫横断面软组织窗

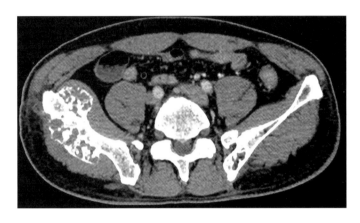

图 34-4　骨盆 CT 增强后横断面软组织窗

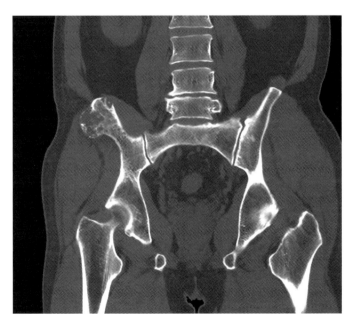

图 34-5　骨盆 CT 平扫冠状面骨窗

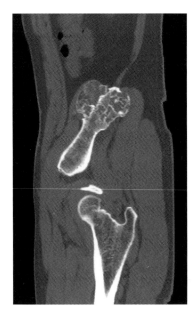

图 34-6　骨盆 CT 平扫矢状面骨窗

征象描述：右侧髂骨翼骨质破坏，膨胀生长，伴有皮质破坏及肿块形成，内部存在高密度分隔及多发斑点钙化，外缘为不连续高密度线影，增强扫描后无明显强化。左侧髂骨灶性破坏，内有脂肪密度，边缘硬化。

3）MRI 影像表现

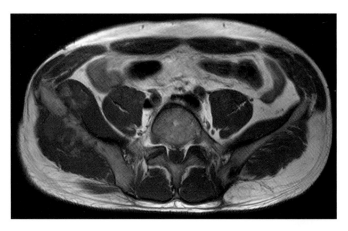

图 34-7　骨盆 MRI 横断面 T_1WI

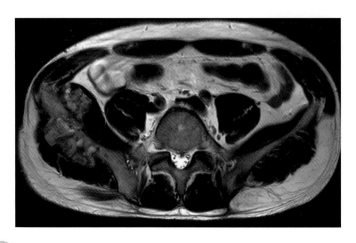

图 34-8　骨盆 MRI 横断面 T_2WI

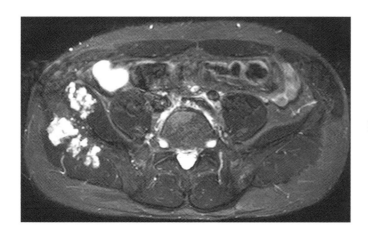

图 34-9 骨盆 MRI 横断面脂肪抑制 T₂WI

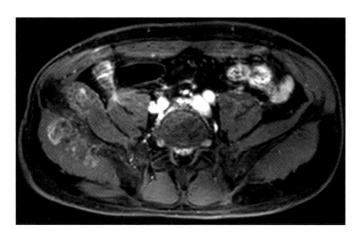

图 34-10 骨盆 MRI 增强后横断面脂肪抑制 T₁WI

征象描述：右侧髂骨翼膨胀性骨质破坏灶，内部多灶性 T₂WI 高信号伴斑点低信号，其间存在低信号分隔、形态不规整；增强扫描后，主要可见边缘及分隔强化、点状强化。左侧髂骨灶性破坏、内含脂肪信号，增强后可见边缘强化。

④ ▶ **初级分析**

CT 图像示右侧髂翼膨胀性骨质破坏，皮质局部中断，病变内软组织密度区存在斑点钙化，增强扫描后可见轻度强化，考虑为低级别软骨肉瘤；左侧髂骨粗隆亦见骨质破坏，内部密度较低，似含有脂肪成分，与右侧不是同一病变。MRI 示病变信号混杂，可见钙化信号，增强扫描后轻度不均匀强化。结合患者年龄，考虑为低级别软骨肉瘤。

⑤ ▶ **程晓光教授点评**

右侧髂骨膨胀性骨质破坏，可见骨性包壳；病变内密度不均匀，可见少量点状钙化，增强扫描后强化不明显；另外，病变内可见极低密度影，近似脂肪密度，需进一步解释。MRI 示病灶存在条片状 T₁WI 高信号，应为正常骨质结构；T₂WI 压脂图像见软骨小叶结构；CT 所示的极低密度区在 T₁WI 图像为高信号、T₂WI 压脂图像为低信号，提示病变含有脂肪成分。原发软骨肉瘤一般不出现脂肪成分，因此，需考虑骨软骨瘤恶变的可能。左侧髂骨病变，其性质难以解释，增加了病变的复杂程度。

最终诊断

软骨肉瘤。

病例 35

1 › **病 史**

女，58岁。左髋疼痛、不适 27 个月，加重伴活动受限 5 个月。

2 › **体格检查**

左髋关节因疼痛活动受限。

3 › **影像学检查**

1）X 线影像表现（见下图）

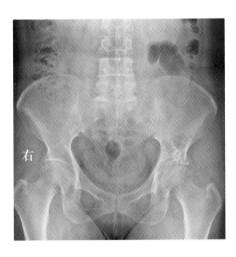

图 35-1　骨盆 X 线正位片

征象描述： 左侧臼顶和髂骨体轻度膨胀性骨质破坏，内呈网格状改变。

2）CT 影像表现（见下图）

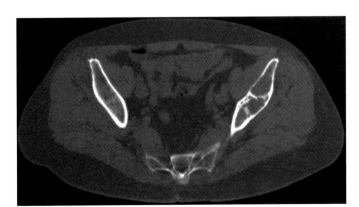

图 35-2　骨盆 CT 平扫横断面骨窗

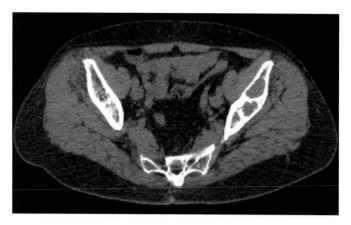

图 35-3　骨盆 CT 平扫横断面软组织窗

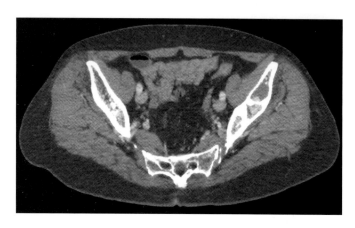

图 35-4　骨盆 CT 增强后横断面软组织窗

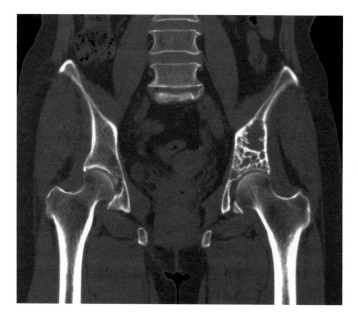

图 35-5　骨盆 CT 平扫冠状面骨窗

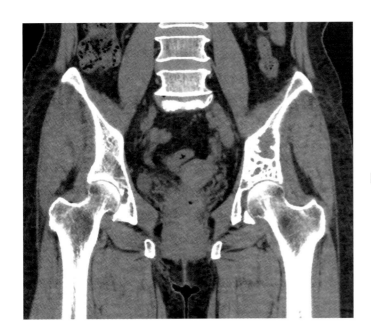

图 35-6　骨盆 CT 平扫冠状面软组织窗

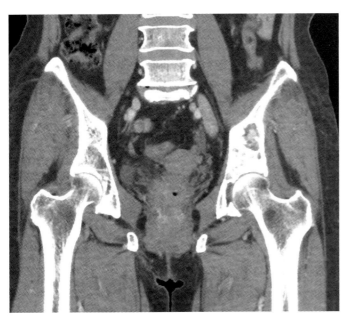

图 35-7　骨盆 CT 增强后冠状面软组织窗

征象描述： 左侧髋臼轻度膨胀性骨破坏灶，内部多发分隔，局部呈网格状改变，边界清晰，边缘轻度硬化，皮质变薄，髋臼缘局部皮质可疑中断，周围无明确软组织肿块；增强扫描后可见不均匀明显强化。

4 › 初级分析

　　X 线片示左侧髂骨翼和髂骨体交界处轻度膨胀性骨质破坏，内部呈网格状或蜂窝状改变，左髋关节间隙正常。CT 图像示左侧髋臼上方多囊状骨质破坏，轻度膨胀，内多发残留骨嵴，局部硬化，周围无骨膜反应、软组织肿块或肿胀，增强扫描后可见不均匀明显强化。首先考虑为脉管源性肿瘤，如血管瘤，鉴于病变膨胀不明显，尚需与骨纤维异常增殖症（纤维结构不良）鉴别。

5 **> 程晓光教授点评**

X 线片示左侧髋臼上方骨质破坏，边界欠清，左髋关节间隙正常。CT 图像示左侧髂骨体、翼交界处骨质破坏，局限在骨内，轻度膨胀，病灶内存在粗大的残留骨小梁，增强扫描后局部明显强化，考虑为良性病变。此种破坏方式像是血管在骨小梁间穿行、刺激骨小梁致其增生膨大，并且本例实际为多中心病灶，需要考虑脉管类肿瘤，如骨内血管瘤。鉴别诊断为畸形性骨炎（Paget 骨病），因本例骨质变形不显著，与之不符。

最终诊断

骨内血管瘤。

病例 36

1 **› 病 史**

男，18 岁。摔伤后左髋疼痛不适 1 年，加重 3 个月。

2 **› 体格检查**

左髋关节压痛明显，4 字试验（＋），左髋关节活动轻度受限。

3 **› 影像学检查**

1）X 线影像表现（见下图）

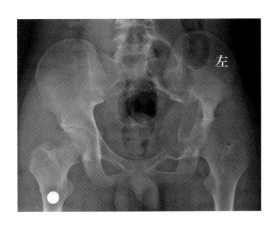

图 36-1　骨盆 X 线正位片

征象描述：左髋臼膨胀性溶骨破坏，边界尚清，边缘轻度硬化。

2）CT 影像表现（见下图）

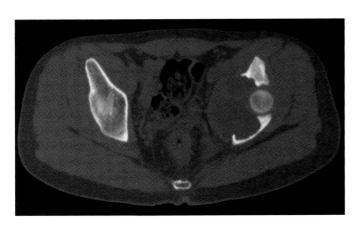

图 36-2　骨盆 CT 平扫横断面骨窗

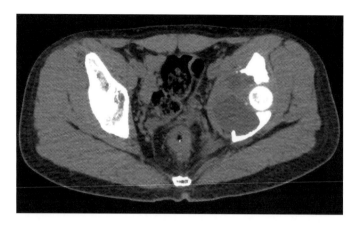

图 36-3　骨盆 CT 平扫横断面软组织窗

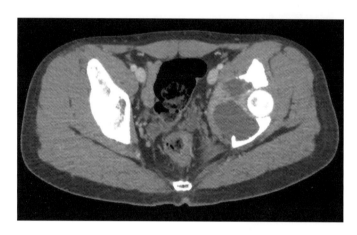

图 36-4　骨盆 CT 增强后横断面软组织窗

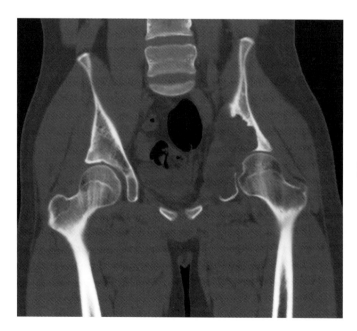

图 36-5　骨盆 CT 平扫冠状面骨窗

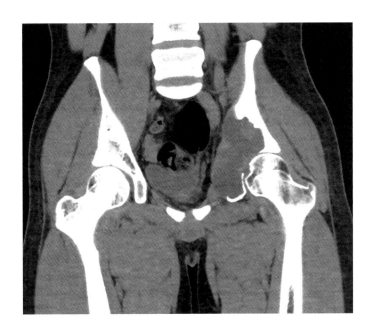

图 36-6　骨盆 CT 平扫冠状面软组织窗

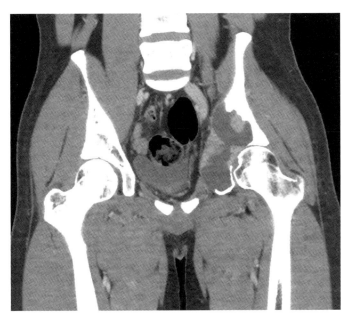

图 36-7　骨盆 CT 增强后冠状面软组织窗

征象描述：左侧髋臼膨胀性、溶骨性骨质破坏，内部密度不均匀，边界较清晰，局部皮质欠连续，周围无明显软组织肿块，增强扫描后可见不均匀强化，内存在大片无强化囊变区。

3）MRI 影像表现（见下图）

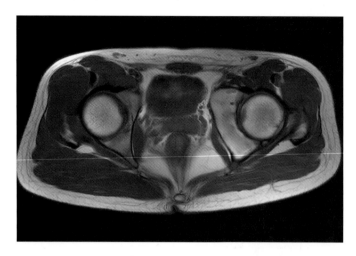

图 36-8　骨盆 MRI 横断面 T$_1$WI

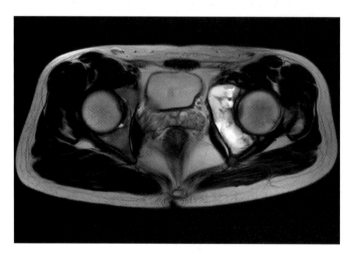

图 36-9　骨盆 MRI 横断面 T$_2$WI

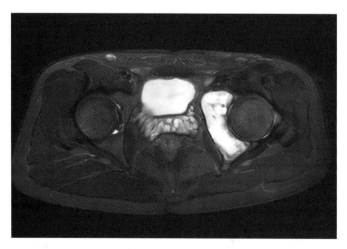

图 36-10　骨盆 MRI 横断面脂肪抑制 T$_2$WI

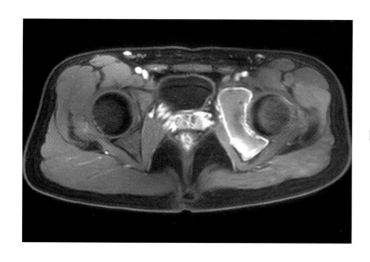

图 36-11　骨盆 MRI 增强后横断面脂肪抑制 T_1WI

征象描述： 左侧髋臼不规则膨胀性、溶骨性骨质破坏，边界清晰，内部信号不均匀，呈 T_1WI 偏高信号、T_2WI 及 T_2WI 压脂混杂高信号，增强扫描后可见边缘及分隔明显强化，内有大片不强化区。

4 ▶ 初级分析

X 线片示左侧髂骨、髋臼、耻骨膨胀性骨质破坏，边界清晰，病变外侧缘、上缘和下缘轻度骨质硬化，而内侧缘无明显皮质线，无明显骨膜反应或软组织肿胀。CT 图像示髂骨膨胀性溶骨性破坏，局部硬化，存在少量分隔，内部密度不均匀，可见低密度区和等密度结节，软组织肿块局部似突破皮质。增强扫描后可见等密度结节明显强化，低密度区不强化，诊断与鉴别诊断包括骨巨细胞瘤（giant cell tumor of bone，GCT）、动脉瘤样骨囊肿（aneurysmal bone cyst，ABC）和软骨源性肿瘤等。MRI 示髂骨内侧有长条状 T_2WI 压脂高信号与病灶直接相关联，病灶的 T_1WI、T_2WI 图像均为高信号，内部夹杂点状低信号，增强扫描后可见边缘环形强化。T_1WI 高信号可能为亚急性期出血或黏液蛋白成分，T_2WI 边缘有环形低信号影，则 T_1WI 高信号为出血的可能性大。考虑为 GCT，鉴别诊断包括 ABC、软骨黏液样纤维瘤，鉴于未见明显钙化，暂不考虑软骨源性肿瘤。

5 ▶ 程晓光教授点评

患者为青少年男性。X 线片示左侧髋臼明显膨胀性骨质破坏，外侧缘有硬化边，内侧缘显示不清。CT 图像示病灶外侧缘边界清晰，内侧缘皮质显示不清，前缘局部见膨胀所致的骨膜翘起样改变，内部无明显钙化或骨化，整体密度低于周围肌肉和膀胱内尿液，提示病变以液性成分为主，局部有实性结节影，增强扫描后，可见实性成分明显强化而囊性成分强化不明显。根据膨胀表现，主要鉴别诊断为 GCT 和 ABC，也可能为 GCT 合并 ABC，但患者为青少年，诊断 GCT 要谨慎。MRI 示病灶呈 T_1WI 高信号，提示囊变区域为出血，增强扫描后可见囊壁和实性结节强化，考虑 ABC 可能性大，但本例并无典型 ABC 的多囊样改变，实性部分密度偏高，不能完全除外 GCT。

（病理科宫丽华教授补充：组织学上，软骨母细胞瘤、ABC 和 GCT 均为富含巨细胞的病变，GCT 与 ABC 在形态上更为近似。GCT 常伴发出血和继发动脉瘤样骨囊肿样结构，但由于 2020 版世界卫生组织骨肿瘤分型一书已将 ABC 列为独立的真性肿瘤，故不建议再使用"继发 ABC"这一诊断，现在本院病理科倾向称之为"继发多囊变"。许多骨肿瘤都可以伴发所谓的"动脉瘤样骨囊肿样结构"，实际上均属于多囊样变，囊壁为自身的肿瘤细胞，与真性 ABC 有本质上的区别。）

最终诊断

软骨母细胞瘤。

病例 37

1 › 病　史

女，57 岁，发现右下颌肿物 1 个月。

2 › 体格检查

右侧下颌角处隆起，可触及约鸡蛋大小肿物，界清、光滑、质韧。

3 › 影像学检查

CT 影像表现（见下图）

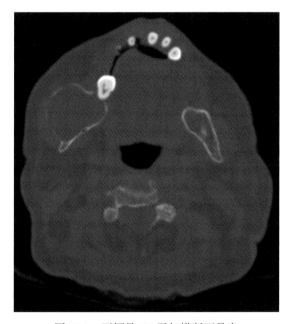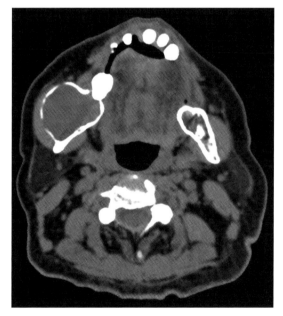

图 37-1　下颌骨 CT 平扫横断面骨窗　　　　图 37-2　下颌骨 CT 平扫横断面软组织窗

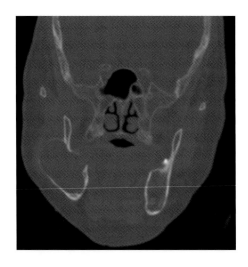

图 37-3　下颌骨 CT 平扫冠状面骨窗

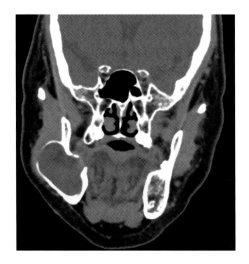

图 37-4　下颌骨 CT 平扫冠状面软组织窗

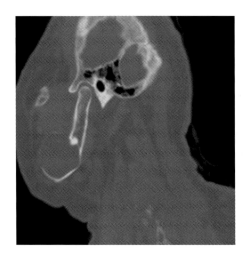

图 37-5　下颌骨 CT 平扫矢状面骨窗

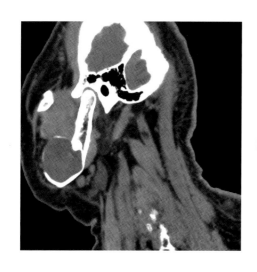

图 37-6　下颌骨 CT 平扫矢状面软组织窗

征象描述： 右侧下颌角区膨胀性骨质破坏，内部密度较均匀，边界清楚，内缘骨皮质中断，周围无软组织肿块。

4 › 初级分析

CT 图像示右下颌角偏体部膨胀性骨质破坏，边界清晰，无明显硬化边，可见菲薄骨性包壳，局部骨皮质不连续，周围无明显骨膜反应或软组织肿块，病变内部密度均匀，与其旁阻生齿关系密切，牙齿约2/3 位于病灶内，考虑为良性病变，主要鉴别诊断为牙源性囊性疾病：①含牙囊肿（非角化型囊肿），极少出现皮质缺损，病灶包绕整个牙齿，与本例不符。②根尖周围囊肿，牙齿根尖指向囊腔，本例牙齿根尖指向后侧。③牙源性角化型囊肿，病变主要沿下颌骨的长轴走行，而本例为横向膨胀改变。④造釉细胞瘤，为牙源性上皮细胞肿瘤，虽为良性疾病，但会表现为局部侵袭性。本例皮质有局部中断，较符合该病表现，但周围无明显软组织改变，CT 增强若显示病变强化，则支持该诊断。

5 › 程晓光教授点评

CT 图像示右下颌角囊性膨胀性骨质破坏，与牙齿关系密切，边界清晰，考虑为良性病变，可能为牙源性疾病，相关疾病鉴别在初级分析中描述得比较详尽，此外也可能为下颌骨病变侵犯到牙齿周围，前者可能性较大。另外，在矢状位图像可见患者颈背部皮下类椭圆形低密度区，不知是否与牙齿病变有关。

（病理科医师补充：单囊性造釉细胞瘤的特点是与牙齿的关系非常密切，虽容易复发，但世界卫生组织仍归为良性肿瘤。大多数造釉细胞瘤为实性肿瘤，不伴有囊性变，单纯包绕牙齿的单囊性造釉细胞瘤较少见）。

最终诊断

单囊性造釉细胞瘤。

病例 38

1 › 病 史

女，18 岁。2 个月前无明显诱因出现全身多处骨痛，以右肋骨疼痛及右髂骨疼痛最为明显。于当地医院就诊发现多发骨病变。右肋骨穿刺术后。

2 › 体格检查

右侧第 8 肋肿块，固定，伴压痛。右髂后上棘疼痛。

3 › 影像学检查

1）X 线影像表现（见下图）

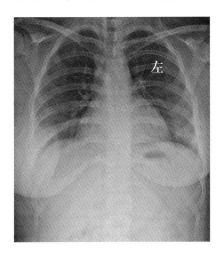

图 38-1　胸部 X 线正位

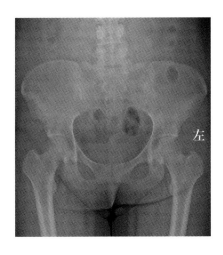

图 38-2　骨盆 X 线正位片

征象描述：右侧第 8 肋骨膨胀性骨质破坏；骨盆诸骨多发不规则密度减低区。

2）CT 影像表现（见下图）

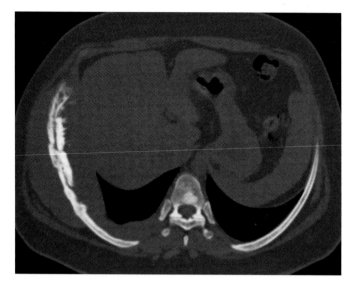

图 38-3　肋骨 CT 平扫横断面骨窗

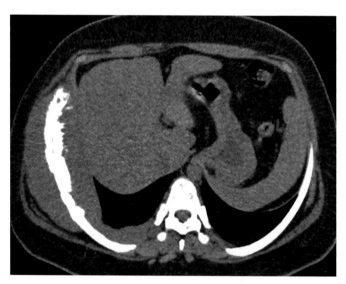

图 38-4　肋骨 CT 平扫横断面软组织窗

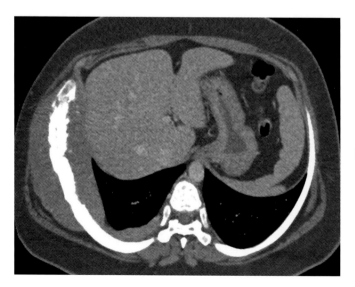

图 38-5　肋骨 CT 增强后横断面软组织窗

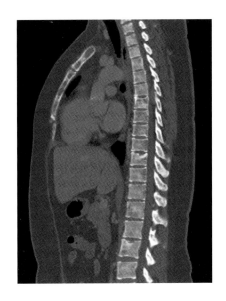

图 38-6　胸椎 CT 平扫矢状面骨窗

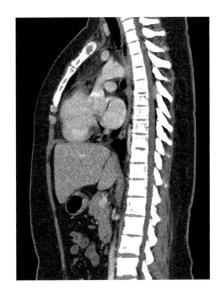

图 38-7　胸椎 CT 增强后矢状面软组织窗

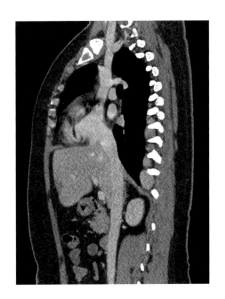

图 38-8　胸椎 CT 增强后矢状面软组织窗（肋间隙层面）

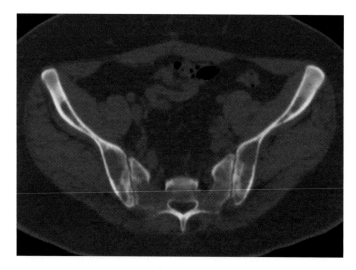

图 38-9　骨盆 CT 平扫横断面骨窗

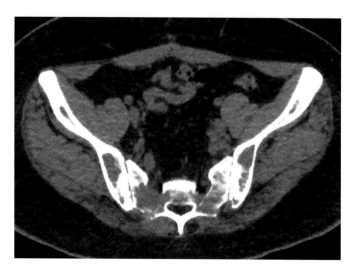

图 38-10　骨盆 CT 平扫横断面软组织窗

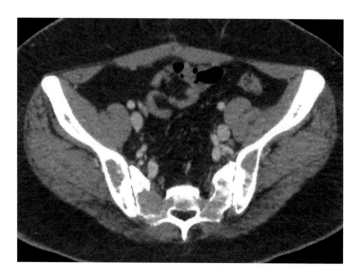

图 38-11　骨盆 CT 增强后横断面软组织窗

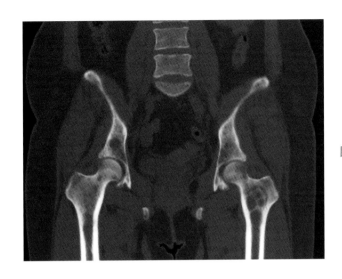

图 38-12　骨盆 CT 平扫冠状面骨窗

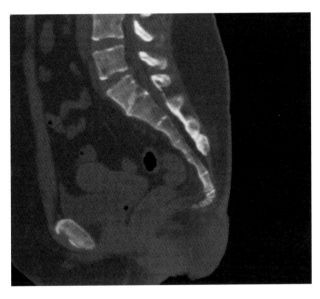

图 38-13　骶椎 CT 平扫矢状面骨窗

征象描述： 右侧第 8 肋骨骨质破坏，伴有致密性、针状骨膜反应，周围软组织肿块形成；增强扫描后，肿块内大部分区域强化不明显。胸椎、腰椎、胸骨多发混合性骨质破坏，胸 5～胸 6 水平椎管内硬膜外软组织肿块，肋间隙多发软组织肿块，增强扫描后病灶呈较明显强化。骨盆多发骨质破坏，以溶骨为主，密度不均匀，边界不清，无明确骨膜反应，增强扫描后可见明显强化。

4 › 初级分析

胸部 X 线片示右侧第 8 肋骨膨胀性改变，内部密度欠均匀，病灶边缘密度偏高；骨盆 X 线片示双侧髂骨翼、髂嵴及双侧股骨近端多发骨质破坏。根据 X 线片多发骨质破坏的特点，需警惕转移的可能。胸部 CT 图像显示肺内无明确占位性病变，双侧肱骨近端、锁骨、胸骨及胸椎体多发骨质破坏，右侧第 8 肋骨骨质破坏伴针状骨膜反应，周围软组织肿块形成，增强扫描后可见明显强化；骨盆 CT 图像示髂骨、股骨近端及骶骨多发骨质破坏，破坏区边缘无硬化，增强扫描后可见明显强化。多发穿凿样骨质破坏，局部见骨膜反应和软组织肿块，考虑为恶性肿瘤，如骨髓瘤或其他血液系统恶性肿瘤，此外还需除外全身代谢性疾病。

5 › 程晓光教授点评

患者为年轻女性。X线胸片示右侧第8肋骨膨胀性骨质破坏，X线骨盆正位片示多发骨质破坏。胸部CT图像显示右侧第8肋骨明显骨质破坏，局部密度增高伴周围软组织肿块形成，肿块呈中度强化，冠状面图像显示椎管内及右侧肋间多发肿块影并沿肋间走行，右侧胸壁肿物似乎与后肋间肿物相连。骨盆CT图像亦示多发骨质破坏。年轻女性、全身多发骨质破坏，需考虑全身性疾病，可以考虑初级分析中提到的血液系统疾病，但骨髓瘤患者发病年龄偏大，且肋骨软组织肿块较大，不是骨髓瘤的典型表现，更符合转移瘤表现，不除外肋骨处病灶为原发病变，并转移至其他部位的可能，需结合病理检查综合诊断。若是在临床工作中遇到此类全身多发骨质破坏的情况，还需考虑甲状旁腺功能亢进的可能，不过在本例中，有诸多征象不支持该诊断。

（病理科宫丽华教授补充：神经母细胞瘤为原始未分化肿瘤，性质和生物学行为与尤文肉瘤相似，常伴发神经鞘瘤或恶性外周神经鞘瘤，可一元论解释全身所有病变）。

最终诊断

转移性神经母细胞瘤。

病例 39

1 **> 病　史**

男，55 岁。4 个月前无明显诱因出现胸部、腰部、髋部持续性隐痛，无放射痛，无发热，休息无缓解；2 个月前症状加重，发现椎体、骨盆多发病变。

2 **> 体格检查**

无异常。

3 **> 影像学检查**

CT 影像表现（见下图）

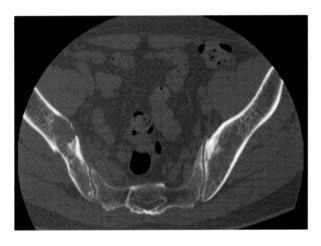

图 39-1　骨盆 CT 平扫横断面骨窗

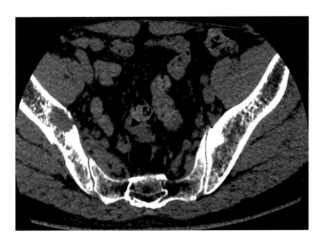

图 39-2　骨盆 CT 平扫横断面软组织窗

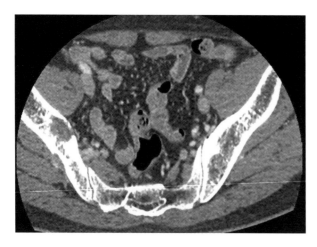

图 39-3　骨盆 CT 增强后横断面软组织窗

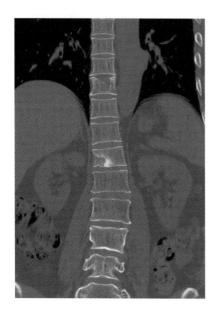

图 39-4　胸腰椎 CT 平扫冠状面骨窗

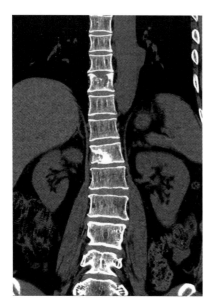

图 39-5　胸腰椎 CT 平扫冠状面软组织窗

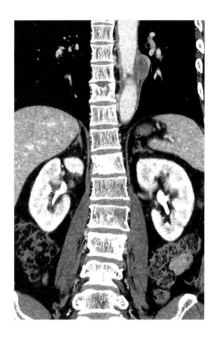

图 39-6　胸腰椎 CT 增强后冠状面软组织窗

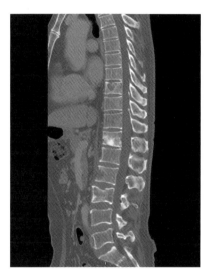

图 39-7　胸腰椎 CT 平扫矢状面骨窗

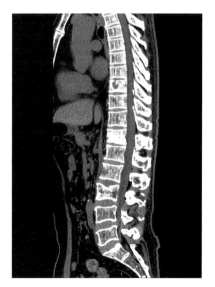

图 39-8　胸腰椎 CT 平扫矢状面软组织窗

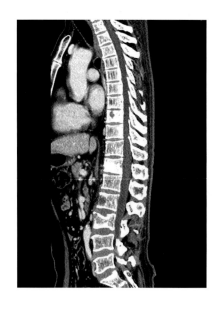

图 39-9　胸腰椎 CT 增强后矢状面软组织窗

征象描述：胸椎、腰椎、骨盆多发骨破坏，内部密度不均，多伴有皮质破坏，均无骨膜反应，右侧髂骨病灶后方伴有较明显软组织肿块、脊柱病灶多伴有轻度软组织肿块，增强扫描后可见不均匀强化，局部强化较明显；胸 9、胸 12、腰 3 椎体病理性骨折。

4 › 初级分析

CT 图像示颈椎、胸椎、腰椎、右侧髂骨多发骨质破坏，软组织影局部略突出于骨皮质，边界较清，部分病灶边缘轻度硬化，增强扫描后可见轻中度强化，病变未累及附件或椎间隙。对于多发骨病变，可有以下几点考虑：①恶性肿瘤，如转移瘤、骨髓瘤、血液系统恶性肿瘤等。②代谢性疾病，如甲状旁腺功能亢进。③良性肿瘤，如嗜酸性肉芽肿。患者为中老年男性，伴有骨质疏松背景，影像表现符合恶性肿瘤，首先考虑为骨髓瘤。因部分病灶存在硬化边，且所有病灶均未累及附件，不是典型转移瘤的征象，故将转移瘤作为鉴别诊断。

5 › 程晓光教授点评

CT 图像示脊柱及骨盆散在多发骨质破坏，边界模糊，部分边缘轻度硬化，软组织肿块不明显，增强扫描后可见轻中度强化；CT 矢状面图像显示部分椎体压缩骨折、局部密度增高。在临床工作中遇到此类病变，首先需除外甲状旁腺功能亢进。患者为中老年男性，需考虑恶性肿瘤，如转移瘤、骨髓瘤、淋巴瘤等，但该影像表现不具有明显的特异性征象。

最终诊断

多形性未分化肉瘤（右髂骨）。

病例 40

1 › 病 史

女，53岁。11个月前劳累后出现腰痛，自觉酸痛不适，休息后好转；3个月前无明显诱因出现左腿放射性疼痛，自诉按摩后好转；1个月前无明显诱因出现腰痛，向左腿放射，伴左肋疼痛，休息后无改善，伴盗汗。就诊于当地医院，诊断腰椎间盘突出，对症治疗后无改善。

2 › 体格检查

无异常。

3 › 影像学检查

1）CT影像表现（见下图）

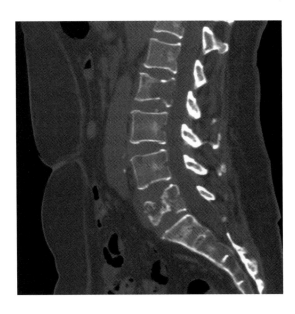

图 40-1　腰椎 CT 平扫矢状面骨窗

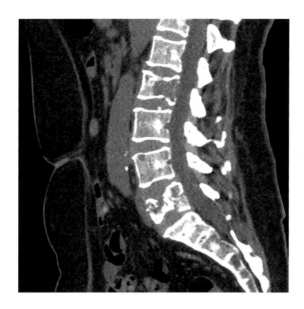

图 40-2　腰椎 CT 平扫矢状面软组织窗

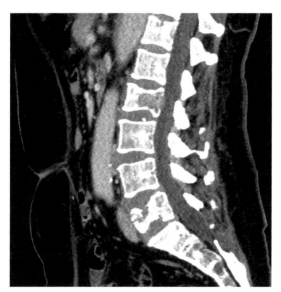

图 40-3　腰椎 CT 增强后矢状面软组织窗

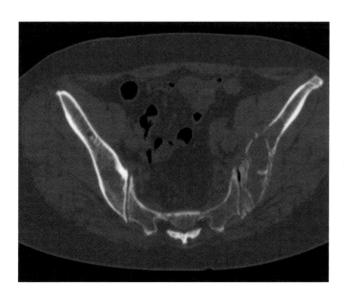

图 40-4　骨盆 CT 平扫横断面骨窗

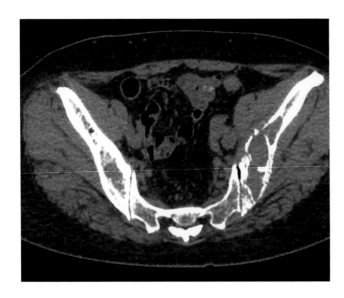

图 40-5　骨盆 CT 平扫横断面软组织窗

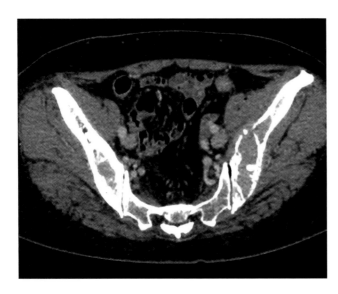

图 40-6　骨盆 CT 增强后横断面软组织窗

征象描述：腰椎、骨盆多发溶骨性骨质破坏，无骨膜反应，部分病变突破皮质，伴软组织肿块形成，增强扫描后可见各病灶较明显强化。

2）MRI 影像表现（见下图）

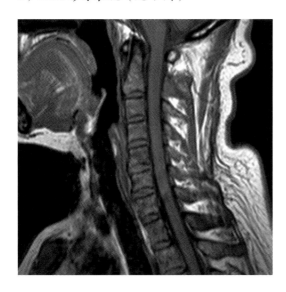

图 40-7　颈椎 MRI 矢状面 T$_1$WI

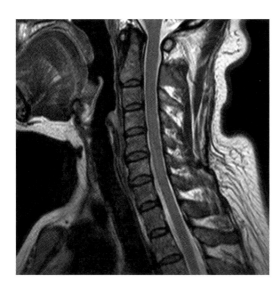

图 40-8　颈椎 MRI 矢状面 T$_2$WI

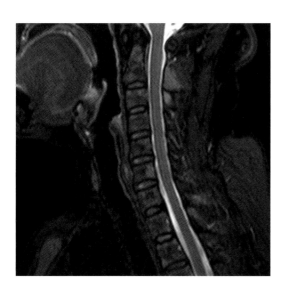

图 40-9　颈椎 MRI 矢状面脂肪抑制 T$_2$WI

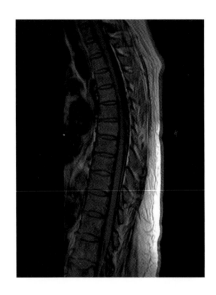

图 40-10　胸椎 MRI 矢状面 T$_1$WI

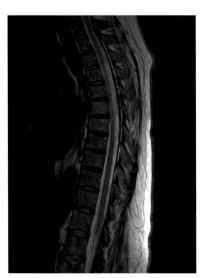

图 40-11　胸椎 MRI 矢状面 T$_2$WI

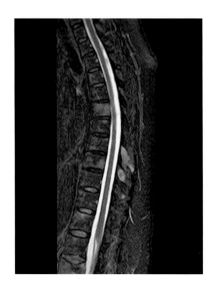

图 40-12　胸椎 MRI 矢状面脂肪抑制 T$_2$WI

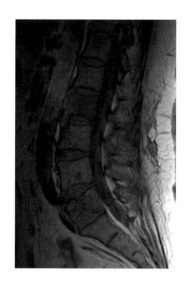

图 40-13　腰椎 MRI 矢状面 T_1WI

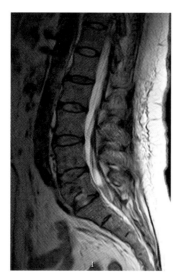

图 40-14　腰椎 MRI 矢状面 T_2WI

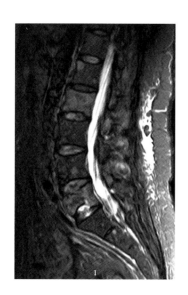

图 40-15　腰椎 MRI 矢状面脂肪抑制 T_2WI

征象描述：颈、胸、腰椎弥漫性 T_1WI 信号不均匀减低，多灶性溶骨破坏，呈 T_1WI、T_2WI 偏低信号，内无明确坏死；腰 2、腰 5 椎体病理性骨折。

4 > **初级分析**

　　腰椎、骨盆 CT 图像示左侧肋骨、部分腰椎体、双侧髂骨、左侧髋臼、右侧坐骨多发骨质破坏，病变局限于骨髓内，边界清晰，无硬化边，部分皮质中断，增强扫描后可见轻中度均匀强化；结合患者年龄，考虑为多发性骨髓瘤。MRI 示腰 2、腰 5 椎体压缩性骨折，部分椎体及附件 T_2WI 压脂为高信号，符合多发性骨髓瘤改变。部分患者的多发性骨髓瘤仅表现为 MRI 图像上椎体 T_1WI、T_2WI 信号弥漫减低，而 CT 图像上无明确破坏灶，注意不要遗漏该征象。

5 > **程晓光教授点评**

　　患者为中老年女性。CT 图像示多发骨质破坏，以腰 2 及双侧髂骨为著，部分病灶内残留骨质，病变主要局限于骨内，皮质局部中断，软组织肿块轻度向外突出；增强扫描后可见轻中度强化，考虑为多发性骨髓瘤。MRI 在显示病变范围上有优势，但对疾病定性帮助不大。多个椎体 T_1WI 信号减低，部分椎体形态仍正常，T_2WI 压脂图像示腰 2、腰 5 椎体明显水肿，提示病理性骨折，形态正常的椎体及附件内出现米粒样高信号，符合多发性骨髓瘤表现，鉴别诊断为转移瘤。部分骨髓瘤于 X 线片或 CT 图像仅表现为骨质疏松，而骨质无明确破坏，但在 MRI 上可以观察到 "胡椒盐" 征，即椎体内弥漫点状 T_1WI 低信号、T_2WI 压脂高信号。

最终诊断

　　多发性骨髓瘤。

病例 41

1 › 病　史

女，73 岁。3 个月前无明显诱因出现胸背部持续性隐痛，休息后无明显缓解；2 周前疼痛加重，检查发现胸 8 ~ 胸 10 椎体多发病变。

2 › 体格检查

无异常。

3 › 影像学检查

CT 影像表现（见下图）

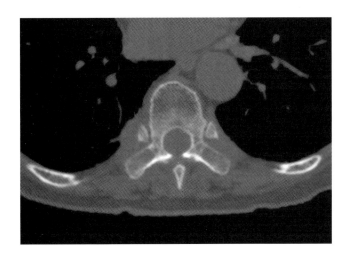

图 41-1　胸椎 CT 平扫横断面骨窗

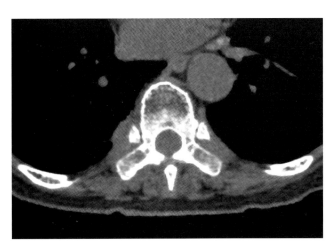

图 41-2　胸椎 CT 平扫横断面软组织窗

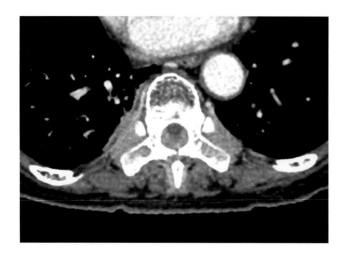

图 41-3　胸椎 CT 增强后横断面软组织窗

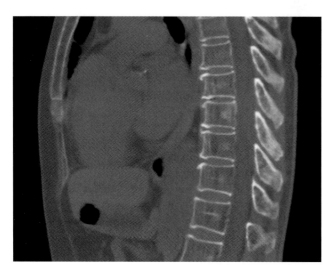

图 41-4　胸椎 CT 平扫矢状面骨窗

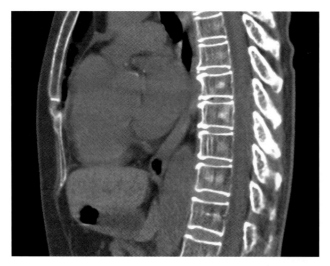

图 41-5　胸椎 CT 平扫矢状面软组织窗

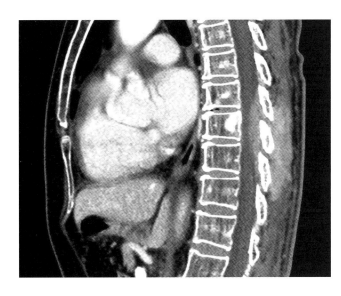

图 41-6　胸椎 CT 增强后矢状面软组织窗

征象描述： 胸 8 ~ 胸 10 附件及胸 9 椎体后部密度可疑增高、胸 9 右侧横突低密度灶，附件周围环绕软组织肿块，椎管狭窄，侵犯胸 9 ~ 胸 10 双侧椎间孔，增强扫描后肿块明显强化。

4 ＞ 初级分析

患者为老年女性。CT 图像示胸 8 ~ 胸 10 椎体可疑散在融冰样骨质破坏，后方附件密度略增高，周围包绕软组织肿块，增强扫描后可见强化，考虑为小圆细胞肿瘤，可能为淋巴瘤。

5 ＞ 程晓光教授点评

患者为老年女性。CT 图像示胸 9 右侧横突骨质破坏，多节段胸椎骨质破坏不明显，而较大的软组织肿块包绕胸 8 ~ 胸 10 棘突生长，增强扫描后可见强化。软组织肿块围绕棘突生长、累及多个椎体、骨质破坏不明显（但 MRI 检查多能发现骨质异常），结合患者年龄，考虑为恶性肿瘤，如转移瘤、淋巴瘤、原始神经外胚层肿瘤（primitive neuroectodermal tumor，PNET）（注：该名词已不被推荐使用，在世界卫生组织第 5 版肿瘤分类 *Soft tissue and bone tumours* 分册中归于尤文肉瘤一节，第 323 页）、恶性纤维组织细胞瘤（现称为多形性未分化肉瘤）等。

最终诊断

小淋巴细胞性淋巴瘤 / 慢性淋巴细胞性白血病。

病例 42

1 › 病 史

男，41岁。左股骨下段低级别中心性骨肉瘤术后28个月，根据病理结果，术后未予放化疗，定期复查。PET-CT提示全身多发骨病变及腰背部软组织肿物，后行腰背部软组织肿物切除术。

2 › 体格检查

腰背部术后瘢痕。

3 › 影像学检查

1) CT 影像表现（见下图）

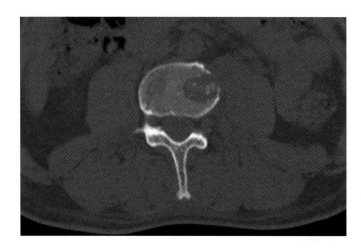

图 42-1　腰椎 CT 平扫横断面骨窗
　　　　　（腰 3 椎体层面）

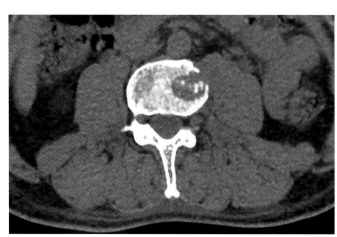

图 42-2　腰椎 CT 平扫横断面软组织窗
　　　　　（腰 3 椎体层面）

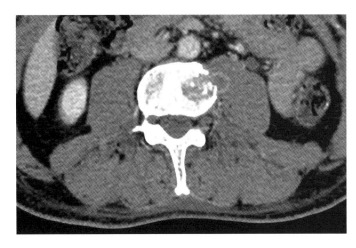

图 42-3　腰椎 CT 增强后横断面软组织窗
（腰 3 椎体层面）

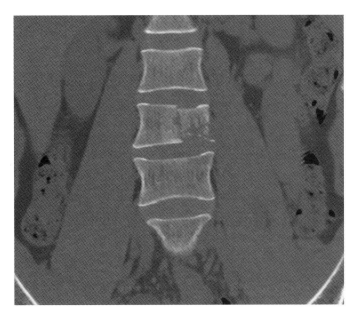

图 42-4　腰椎 CT 平扫冠状面骨窗

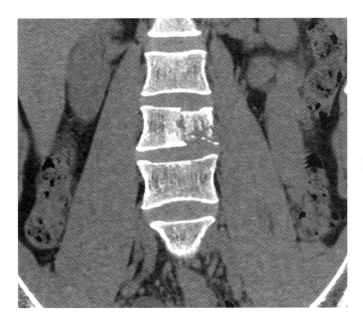

图 42-5　腰椎 CT 平扫冠状面软组织窗

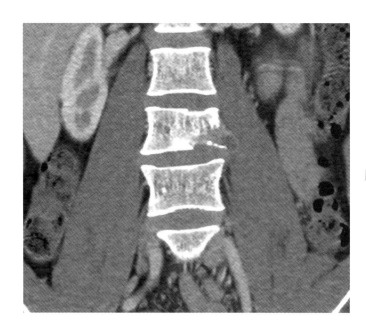

图 42-6　腰椎 CT 增强后冠状面软组织窗

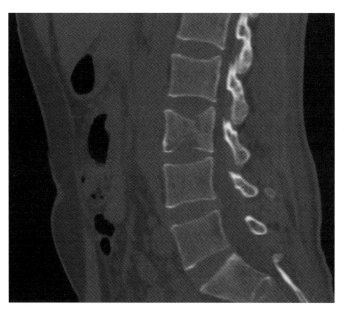

图 42-7　腰椎 CT 平扫矢状面骨窗

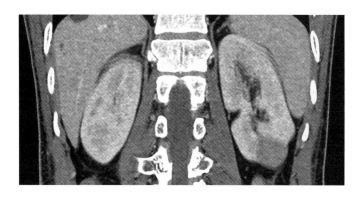

图 42-8　肾脏 CT 增强后软组织窗

征象描述： 腰 3 椎体溶骨破坏伴病理性骨折，病灶边界不清，无硬化边，局部皮质消失、软组织肿块形成；增强扫描后可见不均匀强化、局部明显强化。左肾下极占位性病变。

2）MRI 影像表现（见下图）

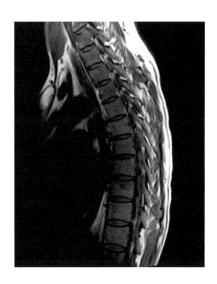

图 42-9　胸椎 MRI 矢状面 T_1WI

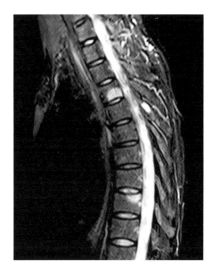

图 42-10　胸椎 MRI 矢状面脂肪抑制 T_2WI

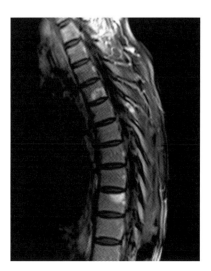

图 42-11　胸椎 MRI 增强后矢状面脂肪抑制 T_1WI

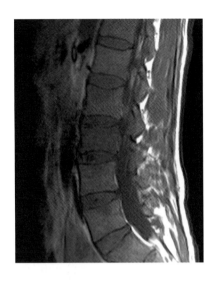

图 42-12　腰椎 MRI 矢状面 T_1WI

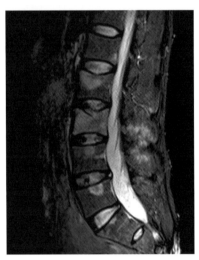

图 42-13　腰椎 MRI 矢状面脂肪抑制 T_2WI

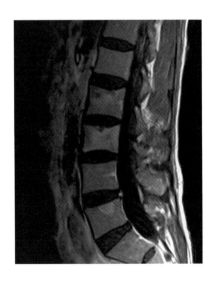

图 42-14　腰椎 MRI 增强后矢状面 T_1WI

征象描述： 胸 4 及胸 9、腰 1～骶 1 椎体或附件大小不等多发异常信号灶，腰 3 椎体病理性骨折，增强扫描后各病灶不均匀强化。

4 > **初级分析**

CT 图像示腰 3 椎体骨质破坏伴病理性骨折，破坏区边界模糊，无硬化边，内见斑片状高密度影，局部皮质中断，左侧腰大肌内侧稍模糊；增强扫描后可见软组织肿块凸向椎体外，呈不均匀环形强化，左肾实性占位、强化明显。MRI 示多个椎体、附件及双侧髂骨 T_1WI 信号减低，多发斑片状 T_2WI 压脂高信号；增强扫描后可见病灶轻度强化。根据患者骨肉瘤病史，首先考虑为骨肉瘤转移，但不除外肾脏恶性肿瘤骨转移。

5 > **程晓光教授点评**

CT 图像示腰 3 椎体骨质破坏伴病理性骨折，增强扫描后可见腰 3 椎体病灶强化不明显，软组织肿块凸出椎体外，提示为恶性病变。MRI 示胸椎及腰椎多椎体及附件 T_1WI 信号减低，多发斑片状 T_2WI 压脂高信号。一般情况下，在 T_1WI 图像中，椎体信号高于椎间盘信号，若发现椎体信号低于或近似于椎间盘信号，则说明椎体内脂肪被替代。结合患者病史，首先考虑为骨肉瘤骨内转移，但因左肾存在实性占位，故亦不除外肾脏恶性肿瘤骨转移的可能。鉴别诊断还包括骨髓瘤。转移瘤一般具有原发肿瘤的特征，建议对比原发病灶，若原发骨肉瘤以成骨为主，则转移灶多有成骨，反之亦然。

最终诊断

骨转移、肾脏转移（骨肉瘤）。

病例 43

1 › 病　史

女，12岁。双膝疼痛3年余，休息后可缓解，未就医；近3个多月来，左肩部无明显诱因出现疼痛伴活动受限，休息后不缓解，近期左肩症状突然加重。行左肱骨X线正侧位检查，结果显示：左肱骨近端溶骨性破坏，皮质不完整，具有骨膜反应及软组织包块。

2 › 体格检查

左上臂上段疼痛，皮温较健侧升高。可及一包块，质硬、边界不清、无活动、有压痛。

3 › 影像学检查

1）X线影像表现（见下图）

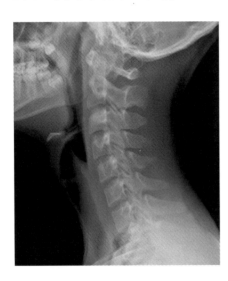

图 43-1　颈椎 X 线侧位片

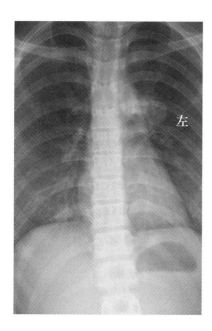

图 43-2　胸椎 X 线正位片

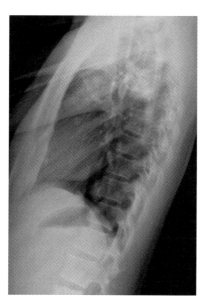

图 43-3　胸椎 X 线侧位片

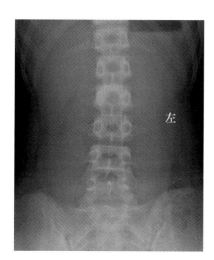

图 43-4　腰椎 X 线正位片

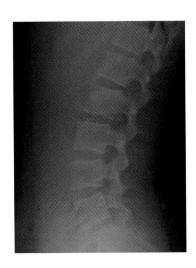

图 43-5 腰椎 X 线侧位片

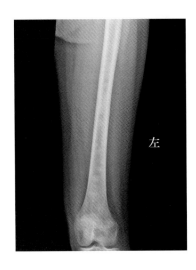

图 43-6 左股骨干 X 线正位片

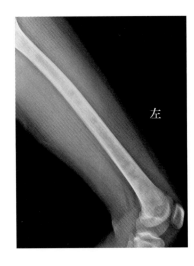

图 43-7 左股骨干 X 线侧位片

征象描述：颈 3 椎体、腰 2 椎体内局灶性密度增高，腰 2 椎体右旁软组织内条状高密度影；左肺门区团块状高密度影；股骨骨髓腔的密度弥漫性增高，部分为结节状、棉花团样高密度影，远侧干骺端前缘皮质破坏伴小毛刷样骨膜反应。

2）CT 影像表现（见下图）

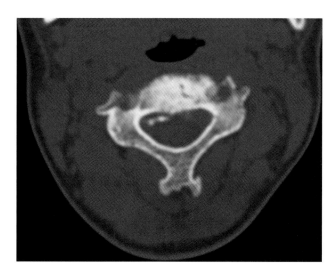

图 43-8　颈椎 CT 平扫横断面骨窗
　　　　（颈 3 层面）

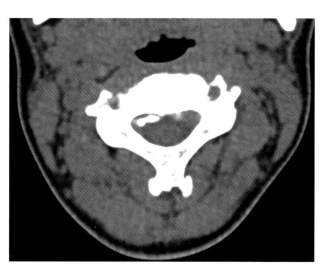

图 43-9　颈椎 CT 平扫横断面软组织窗
　　　　（颈 3 层面）

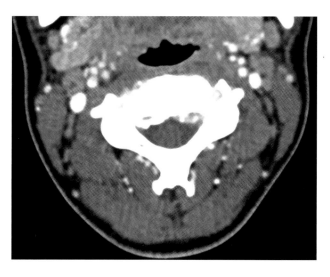

图 43-10　颈椎 CT 增强后横断面软组织窗
　　　　　（颈 3 层面）

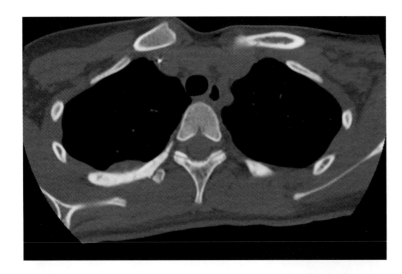

图 43-11　肋骨 CT 平扫横断面骨窗
　　　　　（第 4 肋层面）

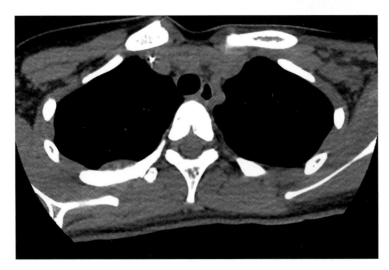

图 43-12　肋骨 CT 平扫横断面软组织窗
　　　　　（第 4 肋层面）

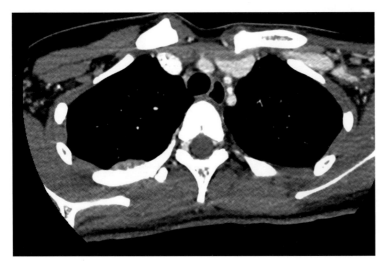

图 43-13　肋骨 CT 增强后横断面软组织窗
　　　　　（第 4 肋层面）

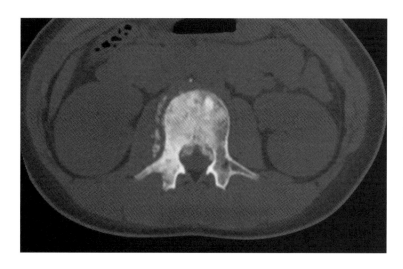

图 43-14　腰椎 CT 平扫横断面骨窗
（腰 2 层面）

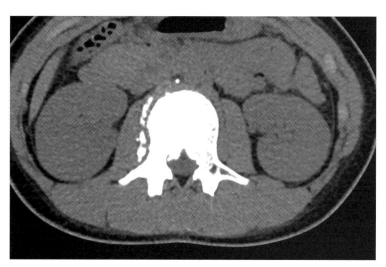

图 43-15　腰椎 CT 平扫横断面软组织窗
（腰 2 层面）

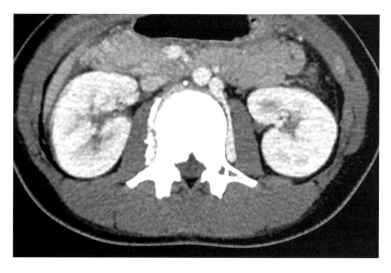

图 43-16　腰椎 CT 增强后横断面软组织窗
（腰 2 层面）

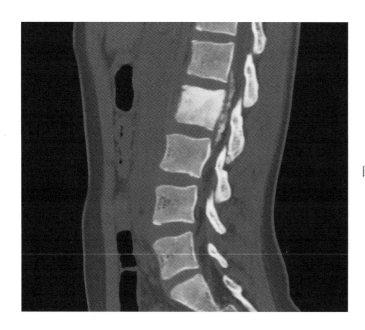

图 43-17 腰椎 CT 平扫矢状面骨窗

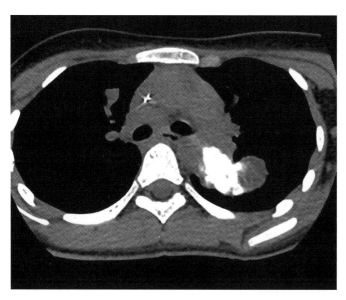

图 43-18 胸部 CT 平扫横断面纵隔窗

征象描述: 颈 3 椎体、右侧第 4 肋、腰 2 椎体及右侧附件区为主多发性成骨破坏,伴有小毛刷状骨膜反应及软组织肿块,软组织肿块内有条片状、斑点状成骨,增强扫描后软组织肿块明显强化;腰 2 后方肿块压迫椎管。左肺内多发团块影,内有成骨。

4 初级分析

患者为儿童。X 线片示颈 3、腰 2 椎体骨质密度增高,颈 4、颈 5 椎体上终板凹陷,胸 4~胸 5 椎体水平见团块状高密度影,似不局限于椎体轮廓内,可能为肺内病变与椎体重叠所致,左股骨下段髓腔模糊,见结节状高密度影。本例为多发骨病变,可能是转移瘤。CT 图像示颈 3 椎体、腰 2 椎体、部分肋骨、左侧股骨密度不均匀增高,可见团絮状成骨,局部软组织肿块形成,符合骨肉瘤表现;肺内多发结节状、团片状高密度影,腰椎病灶旁粗大血管,提示病变恶性程度较高。考虑为多中心性骨肉瘤,鉴别诊断为转移瘤。

5 › **程晓光教授点评**

X 线片示多骨密度增高。CT 图像示多个椎体、肋骨、左侧股骨密度增高伴周围软组织改变，肺内多发成骨转移。结合患者年龄，考虑为多中心性骨肉瘤或骨肉瘤多发转移，二者难以区分。对于年龄较大的患者，则需考虑为成骨转移。

最终诊断

骨转移、肺转移（骨肉瘤）。

注：根据定义，多中心性骨肉瘤不伴有肺转移或其他内脏转移。

病例 44

1 › 病 史

女，50岁，门诊患者。

2 › 体格检查

未检查。

3 › 影像学检查

CT影像表现（见下图）

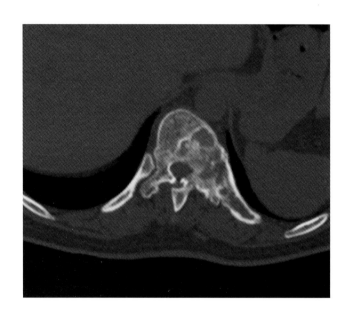

图 44-1　胸椎 CT 平扫横断面骨窗（胸 10 层面）

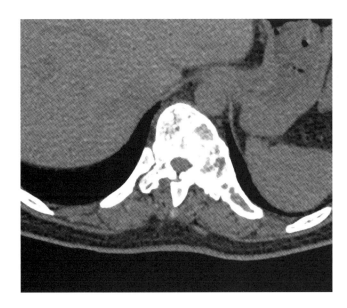

图 44-2　胸椎 CT 平扫横断面软组织窗（胸 10 层面）

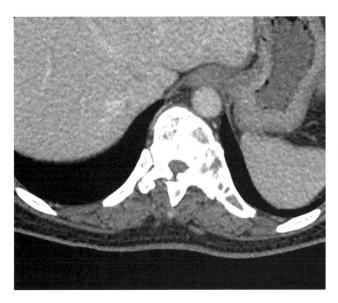

图 44-3　胸椎 CT 增强后横断面软组织窗（胸 10 层面）

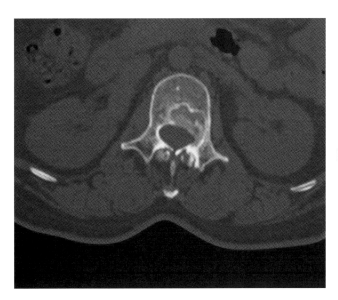

图 44-4　腰椎 CT 平扫横断面骨窗（腰 1 层面）

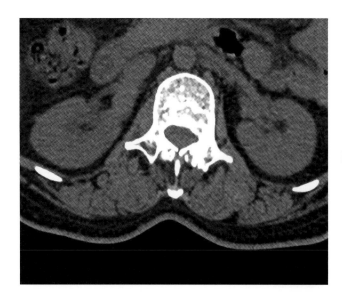

图 44-5　腰椎 CT 平扫横断面软组织窗（腰 1 层面）

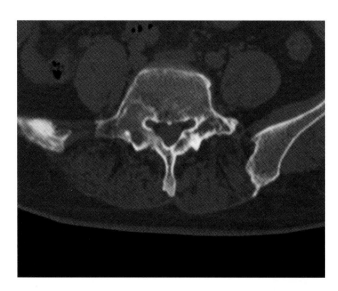

图 44-6　腰椎 CT 平扫横断面骨窗（腰 5 层面）

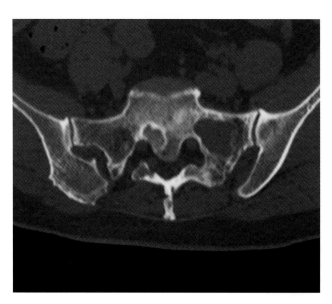

图 44-7　骶骨 CT 平扫横断面骨窗（骶 1 层面）

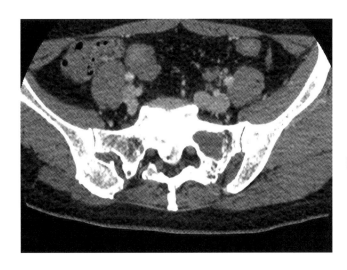

图 44-8　骶骨 CT 平扫横断面软组织窗（骶 1 层面）

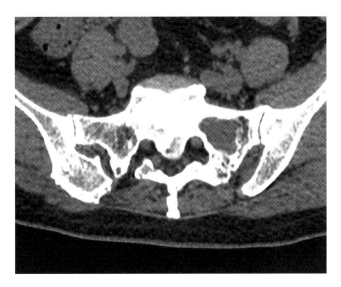

图 44-9　骶骨 CT 增强横断面软组织窗（骶 1 层面）

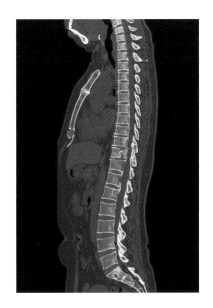

图 44-10　胸腰椎 CT 平扫矢状面骨窗

征象描述：胸椎、腰椎、骶骨椎体与附件多发膨胀性骨质破坏，边缘硬化，局部骨皮质变薄、中断，多数病灶内含有磨玻璃样高密度，周围无明确软组织肿块影，增强扫描后病灶无明显强化。

4 › **初级分析**

患者为中年女性。CT 图像示胸椎、腰椎、骶椎、左侧肋骨多发骨质破坏，累及椎体与相应附件，局部轻度膨胀，边界清晰，边缘硬化，病灶内见磨玻璃样高密度影，无明显软组织肿块，增强扫描后无明显强化。经综合分析，倾向于良性病变，首先考虑为多发性骨纤维异常增殖症（纤维结构不良），若患者亦存在皮肤改变、内分泌异常时，则需考虑到 McCune-Albright 综合征。鉴别诊断为代谢性骨病：在本例中，余骨形态尚可，无明显骨质疏松改变，故不予以考虑。

5 › **程晓光教授点评**

患者为中年女性。CT 图像示胸椎、腰椎、骶椎等中轴骨区多发性骨质破坏灶，大多数病灶内含有磨玻璃样高密度影，边缘明显硬化，首先考虑为多发性骨纤维异常增殖症（纤维结构不良）。由于本例病变表现稍弥漫，且患者年龄较大，因此鉴别诊断需包括转移瘤；此外，鉴别诊断还需包括代谢性骨病，如肾性骨病引起的甲状旁腺功能亢进、淀粉样变，不过扫描野内双肾形态正常，可以排除肾性骨病。

最终诊断

多发性纤维结构不良。

病例 45

1 **› 病 史**

女，32岁。2个月前运动后出现双侧髋部疼痛，无放射性疼痛，休息后可缓解，偶有恶心呕吐。

2 **› 体格检查**

无异常。

3 **› 影像学检查**

1）X线影像表现（见下图）

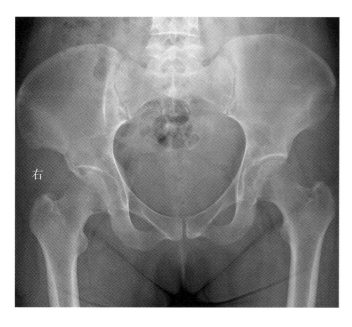

图 45-1　骨盆 X 线正位片

征象描述：双侧髂骨翼、髋臼多发类圆形骨质密度减低，部分病灶存在硬化边；双侧髂骨耳状面下骨质吸收。

2）CT 影像表现（见下图）

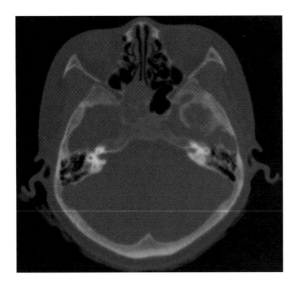

图 45-2　颅面部 CT 平扫横断面骨窗

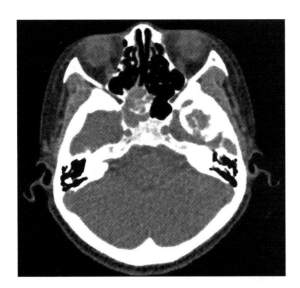

图 45-3　颅面部 CT 平扫横断面软组织窗

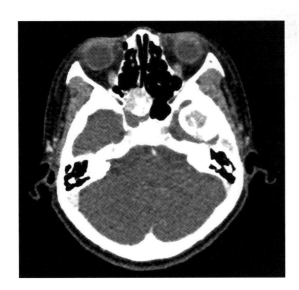

图 45-4　颅面部 CT 增强后横断面软组织窗

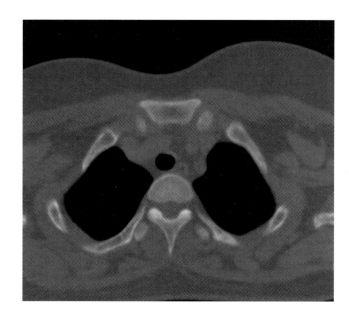

图 45-5　第 1 肋骨 CT 平扫横断面骨窗

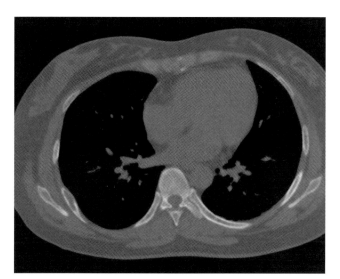

图 45-6　第 7 肋骨 CT 平扫横断面骨窗

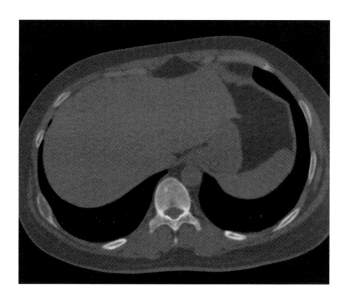

图 45-7　第 9 肋骨 CT 平扫横断面骨窗

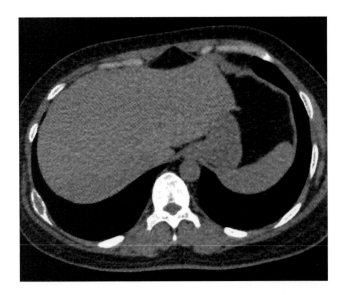

图 45-8　第 9 肋骨平扫横断面软组织窗

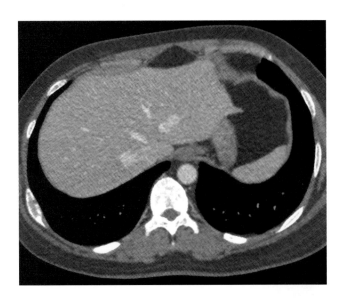

图 45-9　第 9 肋骨增强后横断面软组织窗

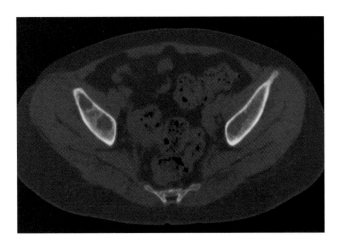

图 45-10　骨盆 CT 平扫横断面骨窗

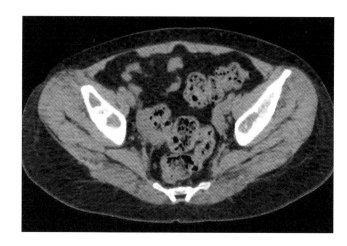

图 45-11　骨盆 CT 平扫横断面软组织窗

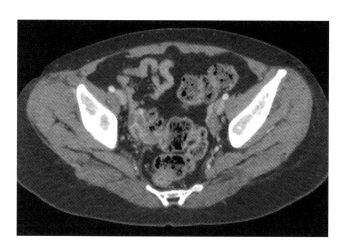

图 45-12　骨盆 CT 增强后横断面软组织窗

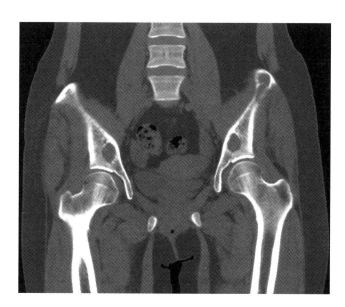

图 45-13　骨盆 CT 平扫冠状面骨窗

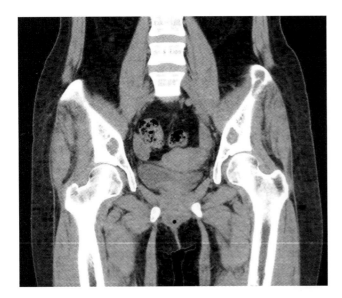

图 45-14　骨盆 CT 平扫冠状面软组织窗

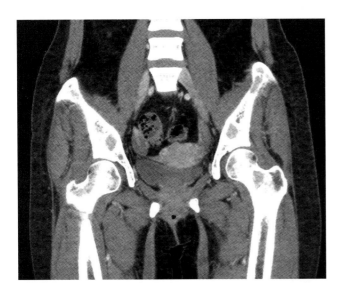

图 45-15　骨盆 CT 增强后冠状面软组织窗

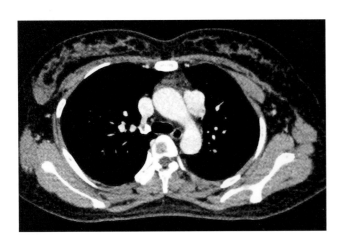

图 45-16　胸部 CT 增强后横断面纵隔窗

　　征象描述： 所示诸骨皮质及骨小梁模糊；颅面骨、右侧第 1、第 7、第 9 肋骨、骨盆多发骨质破坏，以溶骨破坏为主，边界清晰，部分病灶的边缘轻度硬化，增强扫描后可见均明显强化。前纵隔软组织肿物。

4 › 初级分析

患者为青年女性。X 线片示双侧髋臼密度可疑减低。CT 图像示筛窦和蝶窦交界处、左侧颞骨膨胀性骨质破坏，内有高密度影，边界清晰，边缘硬化；肋骨多发膨胀性破坏，边缘硬化；髂骨多发溶骨性骨质破坏，内部密度不均匀；增强扫描后可见上述病灶均明显强化。发生于年轻女性的多发骨质破坏，有以下几点可供考虑：①肿瘤性病变，如淋巴瘤、嗜酸性肉芽肿、血液病等。②全身代谢性疾病，如甲状旁腺功能亢进，多伴有骨质疏松背景。

5 › 程晓光教授点评

患者为青年女性。X 线片显示骨质情况良好，无明显疏松征象。CT 图像显示鼻旁窦及左侧颞骨膨胀性改变伴内部密度增高影；骨盆多发骨质破坏，边界清晰，局限在骨皮质下，无明显软组织肿块；增强扫描后均可见明显强化。本例为发生于年轻女性的全身多发骨质破坏，首先考虑为甲状旁腺功能亢进，但本例无明显骨质疏松背景，结合血钙、血磷、甲状旁腺激素水平有助于诊断。根据颅骨病变的影像表现，可考虑的鉴别诊断包括骨纤维异常增殖症（纤维结构不良）、磷酸盐尿性间叶性肿瘤引起的骨软化等。

最终诊断

甲状旁腺功能亢进（异位甲状旁腺腺瘤）。

病例46

1 **› 病　史**

男，31岁。肾衰竭、透析治疗8年；ECT显示全身骨骼代谢异常，颈5、颈10椎体破坏，椎管受压。

2 **› 体格检查**

剑突下皮肤感觉减退，右下肢肌力Ⅲ级、左下肢肌力Ⅲ级。

3 **› 影像学检查**

1）X线影像表现（见下图）

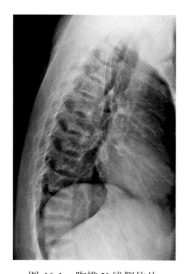 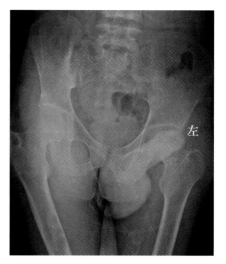

图46-1　胸椎X线侧位片　　　　　　　图46-2　骨盆X线正位片

征象描述：所示诸骨呈骨质疏松、骨质软化改变；胸椎体上下缘骨质密度增高、界限模糊；双侧骶髂关节面下、耻骨联合旁骨质吸收，右股骨近段轻度膨胀性溶骨改变、骨皮质变薄。

2）CT 影像表现（见下图）

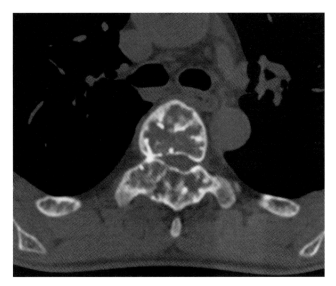

图 46-3　胸椎 CT 平扫横断面骨窗（胸 5 椎体层面）

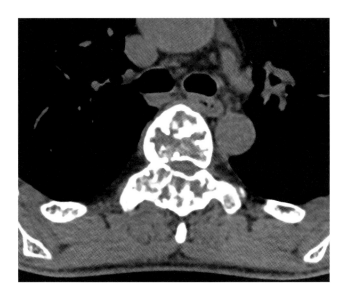

图 46-4　胸椎 CT 平扫横断面软组织窗
　　　　　（胸 5 椎体层面）

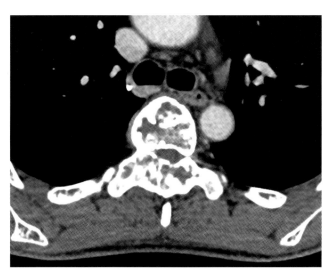

图 46-5　胸椎 CT 增强后横断面软组织窗
　　　　　（胸 5 椎体层面）

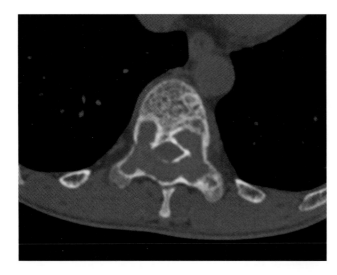

图 46-6　胸椎 CT 平扫横断面骨窗（胸 10 椎体层面）

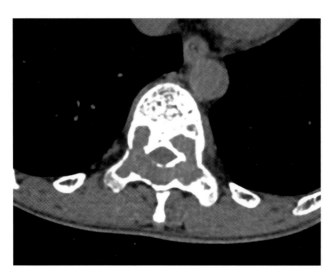

图 46-7　胸椎 CT 平扫横断面软组织窗（胸 10 椎体层面）

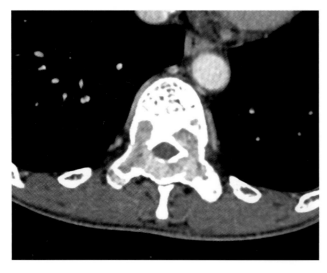

图 46-8　胸椎 CT 增强后横断面软组织窗（胸 10 椎体层面）

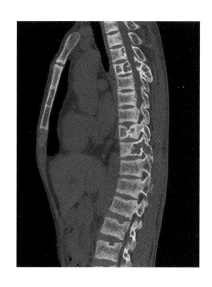

图 46-9　胸椎 CT 平扫矢状面骨窗

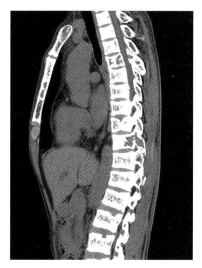

图 46-10　胸椎 CT 平扫矢状面软组织窗

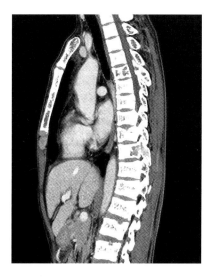

图 46-11　胸椎 CT 增强后矢状面软组织窗

征象描述：所示诸骨骨质密度不均匀、小梁模糊；胸椎腰椎各椎体上、下缘骨质密度增高，呈橄榄球衣状脊椎（rugger-jersey spine）；椎体及附件、胸骨多发溶骨破坏，局部轻度膨胀，边界清晰，边缘硬化，增强扫描后可见均明显强化。

3）MRI 影像表现（见下图）

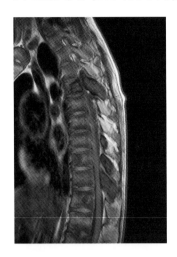

图 46-12　胸椎 MRI 矢状面 T_1WI

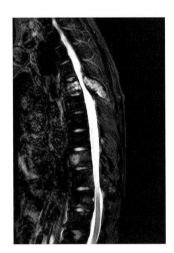

图 46-13　胸椎 MRI 矢状面 STIR

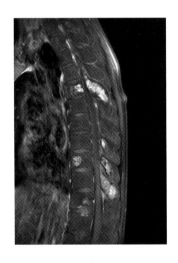

图 46-14　胸椎 MRI 增强后矢状面脂肪抑制 T_1WI

　　征象描述：胸椎各椎体略呈双凹改变，终板下条带状骨质硬化；胸 5、胸 8～胸 11 为主椎体或棘突局灶性骨质破坏，呈 T_1WI 低信号、T_2WI 压脂高信号，增强扫描后呈明显不均匀强化；胸 5、胸 9～胸 10 水平椎管变窄，胸 9～胸 10 水平脊髓水肿。

4 › **初级分析**

　　患者为青年男性。X线片示椎体和骨盆骨质疏松，各椎体上下终板骨质密度增高，呈"夹心椎"表现，右股骨近段膨胀性改变，骨皮质变薄，为多部位全身性病变。CT图像示胸骨、胸椎、腰椎及附件多发溶骨性骨质破坏，局部膨胀性改变，边缘硬化，内残留粗大骨嵴。结合肾衰竭病史，考虑为肾性骨病继发甲状旁腺功能亢进，引起了棕色瘤。另外，透析患者的淀粉样变性也可产生类似骨破坏。MRI示病变椎体轻度膨胀，T_2WI压脂高信号，而部分病变内信号不高，提示可能存在出血，增强扫描后病变区明显不均匀强化。追问甲状旁腺激素水平：1811pg/ml。符合肾性骨病继发甲状旁腺功能亢进。类似骨破坏若是发生于单个椎体，则需要与孤立性浆细胞瘤、骨巨细胞瘤相鉴别。

5 › **程晓光教授点评**

　　患者为青年男性，有肾病、透析病史。X线片示多椎体骨质密度降低伴"夹心椎"表现，右侧股骨近段骨质破坏。在评估骨盆X线片时，因慢性肾病导致骨软化，需警惕股骨颈的功能不全性骨折。CT图像示肾性骨病背景，多发椎体及附件的溶骨性骨质破坏。MRI显示椎体终板下存在骨质硬化，骨破坏灶具有膨胀性改变。考虑为肾性骨病继发甲状旁腺功能亢进，此外，透析患者还可能合并有淀粉样物质沉积改变。

最终诊断

　　肾性骨病伴三发性甲状旁腺功能亢进。

病例 47

1 › 病 史

女，57岁。20年前无明显诱因出现多关节疼痛，累及颈椎、腰背部、右肩关节、双膝、双足跟，表现为炎性腰背痛，伴晨僵及活动受限；12年前开始不能站立，5年前上床时发生左股骨骨折；1年前出现双脚背水肿，右侧为著，3个月后逐渐出现双侧小腿水肿，2个月前双下肢水肿较前加重。实验室检查：碱性磷酸酶（AKP）214U/L，钙2.38mmol/L，磷0.55mmol/L，24小时尿钙4.392mmol，尿磷16mmol，尿氟4.963mg/L。

2 › 体格检查

未检查。

3 › 影像学检查

1）X线影像表现（见下图）

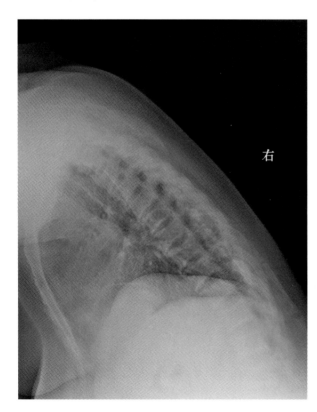

图47-1 胸椎X线侧位片

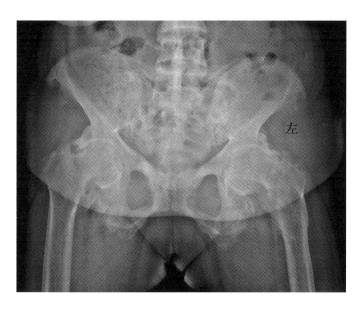

图 47-2　骨盆 X 线正位片

征象描述：胸背部强迫体位，胸腰椎密度增高，椎小关节显示不清，部分节段的前纵韧带、棘间韧带、棘上韧带骨化；骨盆诸骨密度增高、结构紊乱，肌腱、韧带附着端骨化，双侧髋关节间隙变窄、臼缘骨质增生。

2）CT 影像表现（见下图）

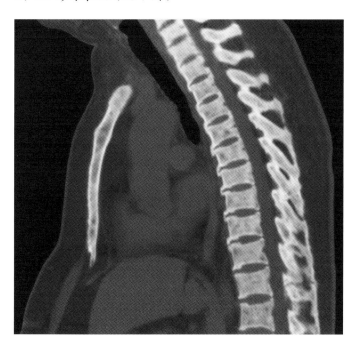

图 47-3　胸椎 CT 平扫矢状面骨窗

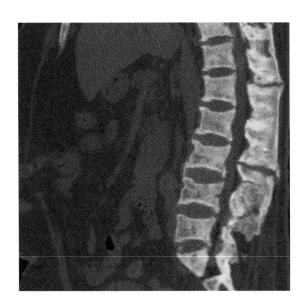

图 47-4　腰椎 CT 平扫矢状面骨窗

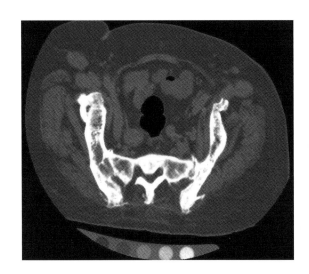

图 47-5　骶髂关节 CT 平扫横断面骨窗

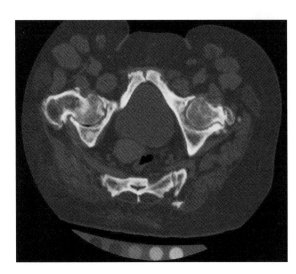

图 47-6　髋关节 CT 平扫横断面骨窗

征象描述： 诸骨密度不均匀增高、结构紊乱；胸腰椎前纵韧带、棘间韧带、棘上韧带广泛骨化；骨盆各肌腱附着端、部分韧带骨化。

4 〉 **初级分析**

患者为中老年女性，病史较长。X线片示胸椎、骨盆诸骨密度弥漫性增高；胸椎棘间韧带区、骨盆诸骨肌腱附着处及双侧髋关节周围多发高密度影；双髋关节、骶髂关节间隙变窄。CT图像示诸骨弥漫性密度增高，周围肌腱、韧带骨化，局部骨折。考虑为代谢性骨病，实验室检查提示钙磷代谢基本正常、尿氟明显增高，因此，首先考虑为氟骨症，鉴别诊断为石骨症和肾性骨病，后两者主要表现为"夹心椎"。

5 〉 **程晓光教授点评**

本例表现为全身性代谢性骨病。X线片示骨质密度弥漫性增高，胸椎各椎小关节间隙消失、棘间韧带骨化。CT图像显示病变更加清楚：骨质弥漫性密度增高、小关节融合、骨周围肌腱及韧带骨化，为典型的氟骨症表现。根据韧带骨化，可除外肾性骨病。氟骨症在过去较为常见，氟的来源主要有两种：地区水质含氟较多、食物污染。经防治之后，患病率明显减低。氟骨症诊断需结合病史、临床表现、实验室检查及影像表现。该患者尿氟增高，可确诊为氟骨症。

最终诊断

氟骨症。

病例 48

1 › **病 史**

男,26岁。5年前运动后出现左髋疼痛,活动稍受限,无明显骨畸形,给予对症治疗后症状明显缓解;1年前打篮球后左髋疼痛加重。

2 › **体格检查**

无异常。

3 › **影像学检查**

1)X线影像表现(见下图)

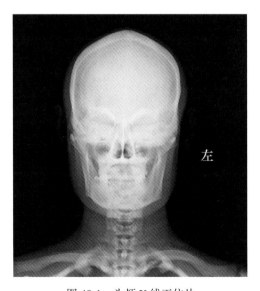 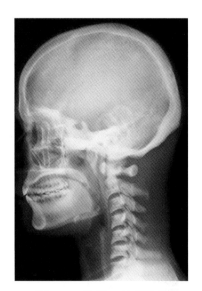

左

图48-1 头颅X线正位片   图48-2 头颅X线侧位片

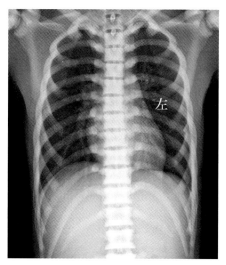

图 48-3　胸椎 X 线正位片

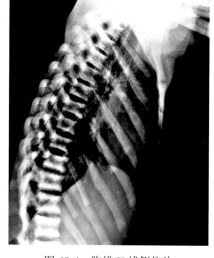

图 48-4　胸椎 X 线侧位片

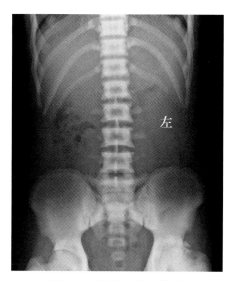

图 48-5　腰椎 X 线正位片

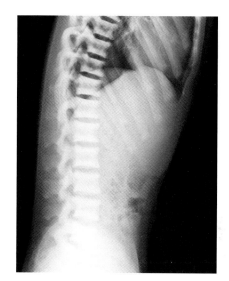

图 48-6　腰椎 X 线侧位片

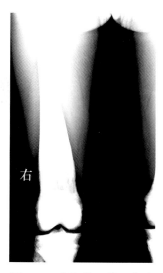

图 48-7　右股骨 X 线正位片

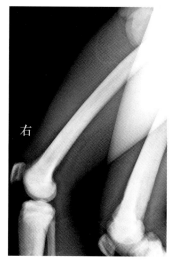

图 48-8　右股骨 X 线侧位片

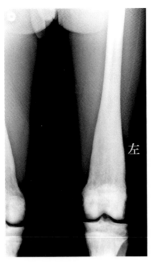

图 48-9　左股骨 X 线正位片

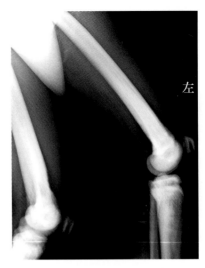

图 48-10　左股骨 X 线侧位片

征象描述：所示诸骨密度弥漫性增高，髓腔变窄，骨皮质毛糙；椎体呈"夹心椎"改变，椎间隙清晰；双侧股骨下段骨膨大。

2）CT 影像表现（见下图）

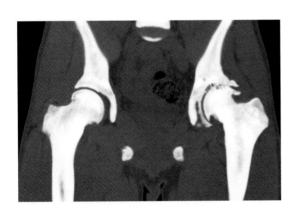

图 48-11　髋关节 CT 平扫冠状面骨窗

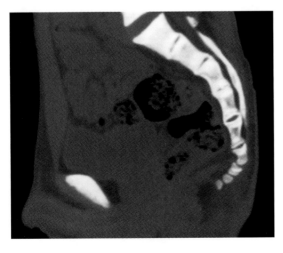

图 48-12　骶骨 CT 平扫矢状面骨窗

征象描述：骨盆诸骨、双侧股骨密度弥漫增高，髓腔模糊；左侧髋臼顶部线状低密度影，髋臼及股骨头明显骨质增生、关节面下多发小囊变。

4 > **初级分析**

X线片示头颅、骨盆、股骨对称性密度增高，骨皮质增厚，髓腔变窄、显影不清；双侧肋骨密度增高；椎体终板下密度增高、中间低密度，呈"夹心椎样"改变。CT图像示骨密度增高、皮质增厚、髓腔明显变窄。上述均为石骨症的典型表现。

5 > **程晓光教授点评**

患者为青年男性。全身弥漫性骨密度增高、皮质增厚、髓腔变窄，椎体呈"夹心椎"样改变，为典型的石骨症表现。石骨症的主要发病机制为破骨细胞功能缺陷，导致骨吸收障碍、骨质堆积，因此骨结构相对脆弱，患者易摔倒而发生骨折。目前尚无好的治疗方法。

最终诊断

石骨症。

病例 49

1 › **病 史**

男，44 岁。发现双侧下肢弯曲 5 年，伴膝关节疼痛，与活动无关，近 2 年偶发左肩关节疼痛。

2 › **体格检查**

双侧股骨、胫骨前弓畸形。

3 › **影像学检查**

X 线影像表现（见下图）

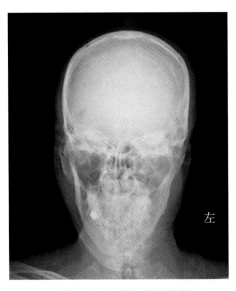

图 49-1 头颅 X 线正位片

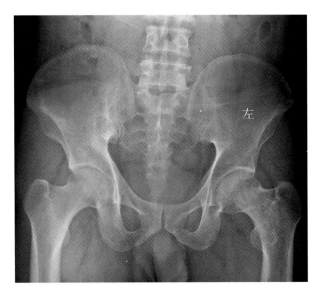

图 49-2 左肱骨干 X 线正位片

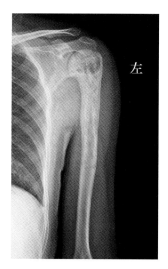

图 49-3　左肱骨干 X 线侧位片

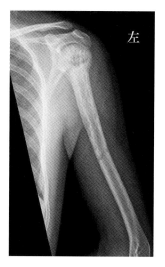

图 49-4　骨盆 X 线正位片

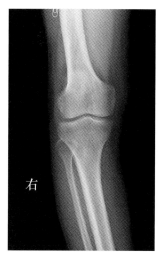

图 49-5　右膝关节 X 线正位片

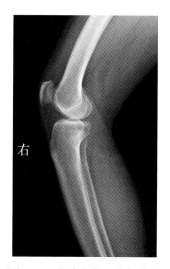

图 49-6　右膝关节 X 线侧位片

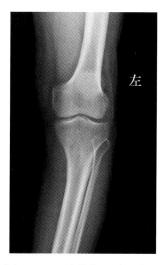

图 49-7　左膝关节 X 线正位片

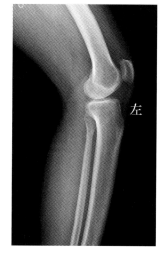

图 49-8　左膝关节 X 线侧位片

征象描述：左侧颞骨、左侧下颌骨、左侧肱骨中上段、右侧髋骨、左侧股骨近段骨膨大，皮质骨粗疏、髓质骨小梁粗大并排列紊乱，局部囊状透亮区；双侧股骨干弯曲、皮质增厚，双侧胫骨干前弓、皮质增厚。

4 › **初级分析**

患者为中年男性。X 线片示双侧上颌窦密度不一致，左侧密度偏高，左侧下颌骨及额面部骨质较对侧增宽、密度增高；左侧肱骨上段增粗变形，密度不均匀增高，可见粗大骨小梁，结构疏松、紊乱，皮髓质界限不清，无骨膜反应或软组织肿块；左侧髂骨及左侧股骨近端骨密度较对侧减低，左股骨颈、粗隆间及股骨干上段见不均匀高密度影，内伴有小囊状、片状低密度影，左侧股骨上段髓腔轻度膨胀改变；双侧膝关节对位良好，股骨及胫骨轻度前弓样改变，双侧胫骨前缘骨皮质模糊伴密度减低，髓腔内无明显异常。此为全身多发骨病变，需要鉴别诊断骨纤维异常增殖症（纤维结构不良）和畸形性骨炎（Paget 骨病），前者发病年龄偏小、皮质改变多表现为变薄或增粗、很少出现类似本例的皮质内分层表现、硬化也会比本例更加显著，因此，首先考虑为畸形性骨炎（注：分析中认为左侧髂骨存在问题，其实，左侧髂骨改变不明显，而是右侧髋骨受累明显）。

5 › **程晓光教授点评**

患者为中年男性，全身多发骨病变。在肱骨近端主要表现为骨膨大，其次是骨皮质增厚及骨小梁粗大，符合为畸形性骨炎。畸形性骨炎的主要临床表现为骨痛，实验室检查示碱性磷酸酶水平明显升高，采用双膦酸盐治疗具有很好的疗效。

最终诊断

畸形性骨炎（Paget 骨病）。

病例50

1 > 病 史

女，51岁。11年前无明显诱因出现腰背部疼痛，间断发作，劳累或受凉后加重，伴口干、眼干，无发热、皮疹、痤疮、掌跖脓疱疹、关节肿痛，近5年来症状逐渐加重，半年前出现右胸锁关节疼痛。

2 > 体格检查

无异常。

3 > 影像学检查

1）CT影像表现（见下图）

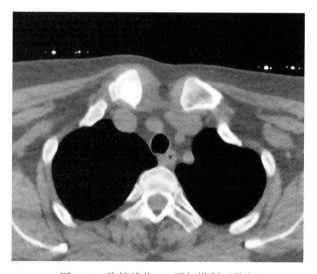

图50-1　胸锁关节CT平扫横断面骨窗

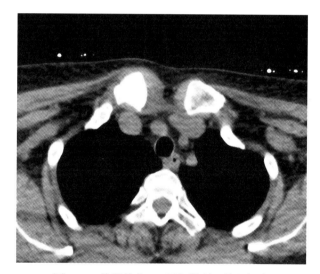

图50-2　胸锁关节CT平扫横断面软组织窗

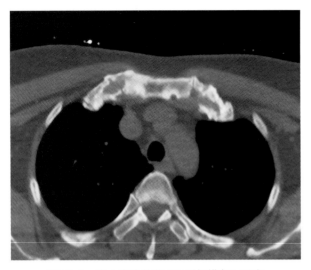

图 50-3　第 1 胸肋关节 CT 平扫横断面骨窗

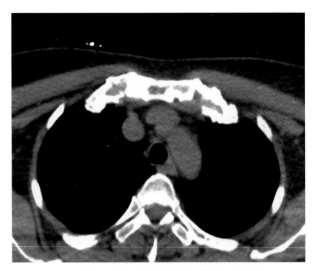

图 50-4　第 1 胸肋关节 CT 平扫横断面软组织窗

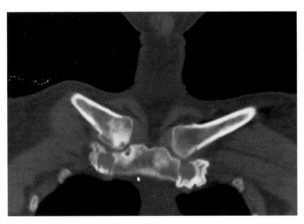

图 50-5　胸锁关节 CT 平扫冠状面骨窗

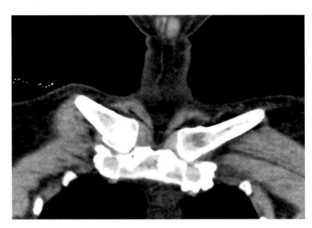

图 50-6　胸锁关节 CT 平扫冠状面软组织窗

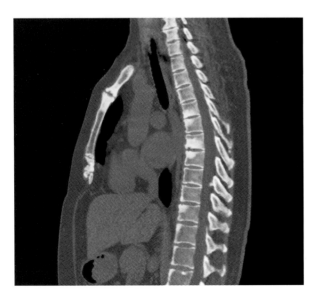

图 50-7　胸椎 CT 平扫矢状面骨窗

征象描述： 右侧胸锁关节及胸骨体柄交界区骨质膨大、骨质硬化，以锁骨近端为著，关节面下存在囊变，关节间隙不窄；双侧第 1 肋骨软骨胸骨连接处骨质硬化；胸椎多发前椎角、终板下骨质硬化、形态毛糙。

2）MRI 影像表现（见下图）

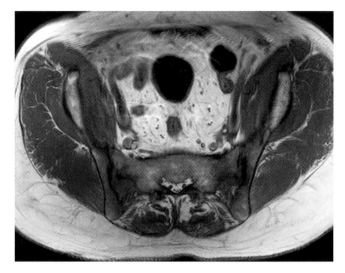

图 50-8　骶髂关节 MRI 横断面 T_1WI

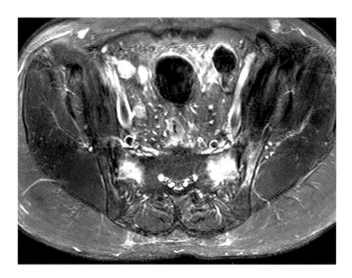

图 50-9　骶髂关节 MRI 横断面脂肪抑制 T_2WI

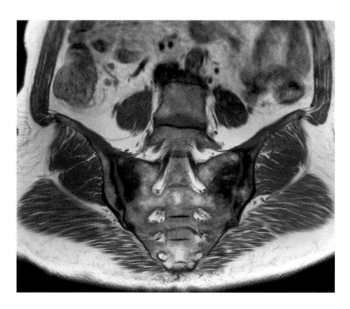

图 50-10　骶髂关节 MRI 冠状面 T_1WI

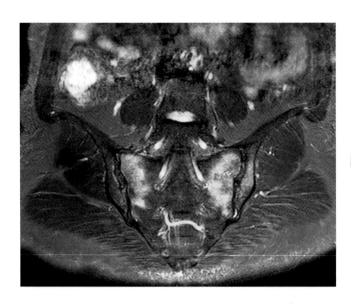

图 50-11　骶髂关节 MRI 冠状面脂肪抑制 T$_2$WI

征象描述： 双侧骶髂关节间隙存在，关节面毛糙，关节面下骨髓水肿。

4 ▶ 初级分析

CT 图像示右侧胸锁关节、第 1 肋胸关节、胸骨柄体交界处关节炎性改变，局部明显硬化；颈椎、胸椎终板多发硬化，为终板炎样改变，部分椎板凹陷。女性患者、多发骨炎改变、胸锁关节表现明显，支持 SAPHO 综合征诊断，需进一步结合临床表现和实验室检查。MRI 提示双侧骶髂关节炎。本例特点为多发关节炎，考虑为 SAPHO 综合征。

5 ▶ 程晓光教授点评

患者为中年女性。CT 图像示胸骨柄体密度增高，间隙狭窄；右侧胸锁、第 1 胸肋关节明显关节炎性改变；胸椎多发终板炎，节段性分布，可见"角征"。MRI 提示双侧对称性骶髂关节水肿。中年女性，全身多发关节炎、终板炎，首先需排查 SAPHO 综合征。此患者虽无皮疹、痤疮、掌跖脓疱疹等临床表现，但 SAPHO 综合征的 5 个主要征象：滑膜炎（synovitis）、痤疮（acne）、脓疱病（pustulosis）、骨肥厚（hyperostosis）和骨髓炎（osteomyelitis）不一定同时出现、不一定全部具备，因此，根据上述典型影像表现，仍考虑该诊断。鉴别诊断包括各种类型的血清阴性脊柱关节病。

最终诊断

SAPHO 综合征。

索 引

英文名	病名	中轴骨
Chondroblastoma	软骨母细胞瘤	病例 36
Chondromyxoid Fibroma	软骨黏液样纤维瘤	病例 31
Chondrosarcoma	软骨肉瘤	病例 5、病例 34
Epithelioid Sarcoma	上皮样肉瘤 – 骨内	病例 4
Schwannoma	神经鞘瘤	病例 7、病例 21
Renal Osteodystrophy with Tertiary Hyperparathyroidism	肾性骨病伴三发性甲状旁腺功能亢进	病例 46
Osteopetrosis	石骨症	病例 48
Gout	痛风	病例 20
Undifferentiated Pleomorphic Sarcoma	未分化多形性肉瘤 – 骨内	病例 39
Hemangioma of Bone	血管瘤 – 骨内	病例 8、病例 10、病例 35
Hematoma	血肿	病例 19
Ewing Sarcoma	尤文肉瘤	病例 25
Unicystic Ameloblastoma	造釉细胞瘤	病例 37
Neuroblastoma with Bone Metastases	转移性神经母细胞瘤	病例 38

总索引

英文名	病名	腕关节周围	肘关节周围	肩关节周围	中轴骨	髋关节周围	膝关节周围	踝关节周围
Malignant Peripheral Nerve Sheath Tumor Of Bone	骨内恶性外周神经鞘瘤				病例 30			
Malignant Tumor of Bone-without Classification by Pathologists	骨内恶性肿瘤（病理未分类）					病例 14	病例 5	
Myofibroma of Bone	骨内非典型肌纤维瘤							病例 22
Solitary Fibrous Tumor of Bone	骨内孤立性纤维肿瘤				病例 27			
Extraskeletal Myxoid Chondrsarcoma of Bone	骨内骨外黏液样软骨肉瘤				病例 14			
Myoepithelial Carcinoma of Bone	骨内肌上皮癌							病例 15
Pseudomyogenic Hemangioendothelioma of Bone	骨内假肌源性血管内皮细胞瘤							病例 20
Phosphaturic Mesenchymal Tumor of Bone	骨内磷酸盐尿性间叶性肿瘤				病例 32			
Epithelioid Sarcoma	骨内上皮样肉瘤				病例 4			
Epithelioid Hemangioma of Bone	骨内上皮样血管瘤	病例 15						
Undifferentiated Pleomorphic Sarcoma of Bone	骨内未分化多形性肉瘤				病例 39		病例 11	
Alveolar Soft Part Sarcoma of Bone	骨内腺泡状软组织肉瘤					病例 7		
Hemangioma of Bone	骨内血管瘤				病例 8、病例 10、病例 35			病例 9
Lipoma of Bone	骨内脂肪瘤						病例 8	病例 8
Gorham-Stout Disease	骨溶解症				病例 33			
Osteosarcoma	骨肉瘤	病例 19	病例 10	病例 21	病例 26		病例 10	病例 10
Osteosarcoma with Bone Metastases	骨肉瘤伴多发转移			病例 3、病例 4	病例 42、病例 43			
Osteochondroma	骨软骨瘤（病）					病例 5		

英文名	病名	腕关节周围	肘关节周围	肩关节周围	中轴骨	髋关节周围	膝关节周围	踝关节周围
Pyogenic Osteomyelitis	骨髓炎			病例 11			病例 12	病例 5
Extraskeletal Myxoid Chondrosarcoma of Soft Tissue	骨外黏液样软骨肉瘤－软组织						病例 25	
Osteoid Osteoma	骨样骨瘤		病例 3、病例 18		病例 2	病例 3、病例 4		病例 18
Bone Metastases	骨转移癌			病例 12、病例 13	病例 16	病例 15、病例 16		病例 11
Intra-articular Loose Bodies	关节内游离体	病例 20						
Synovial Chondromatosis	滑膜骨软骨瘤病		病例 20					
Synovial Cyst	滑膜囊肿－软组织		病例 24					
Synovial Sarcoma	滑膜肉瘤－软组织			病例 22			病例 13、病例 14	
Septic Joint	化脓性关节炎					病例 21、病例 25		
Paget Disease	畸形性骨炎	病例 17			病例 12、病例 49		病例 20	
Chordoma	脊索瘤				病例 29			
"Brown Tumor" of Hyperparathyroidism	甲状旁腺功能亢进	病例 10			病例 45			
Tenosynovial Giant Cell Tumour	腱鞘滑膜巨细胞瘤	病例 23	病例 7		病例 18		病例 15、病例 16	
Fibroma of Tendon Sheath	腱鞘纤维瘤－软组织						病例 2	
Solitary Plasmacytoma / Multiple Myeloma	浆细胞瘤/多发性骨髓瘤			病例 15	病例 6、病例 40			
Tuberculosis Arthritis	结核性关节炎					病例 20		
Tuberculous Spondylitis	结核性脊柱炎				病例 22			
Melorheostosis	蜡油样骨病	病例 14	病例 12					

英文名	病名	腕关节周围	肘关节周围	肩关节周围	中轴骨	髋关节周围	膝关节周围	踝关节周围
Langerhans Cell Histiocytosis	朗格汉斯细胞组织细胞增多症		病例 4	病例 16	病例 11、病例 17	病例 18、病例 19		
Rheumatoid Arthritis	类风湿性关节炎	病例 18				病例 22、病例 23	病例 17、病例 18	
Benign Tumor of Soft Tissue	良性肿瘤－软组织（病理未分类）	病例 9						
Juxta-articular Bone Cyst	邻关节囊肿						病例 23、病例 24	病例 4
Lymphoma of Bone	淋巴瘤	病例 13		病例 14	病例 15、病例 41	病例 17		病例 12
Enchondroma / Enchondromatosis	内生软骨瘤（病）	病例 4、病例 5、病例 7						
Bizarre Parosteal Osteochondromatous Proliferation	奇异性骨旁骨软骨瘤样增生	病例 1						病例 16
Chondroblastoma	软骨母细胞瘤		病例 2	病例 17	病例 36	病例 6	病例 3、病例 4	病例 3
Chondromyxoid Fibroma	软骨黏液样纤维瘤				病例 31	病例 8		病例 21
Chondrosarcoma	软骨肉瘤		病例 6、病例 14	病例 9、病例 10、病例 24	病例 5、病例 34	病例 12		
Periosteal Chondrosarcoma	软骨肉瘤－骨膜							病例 1
Epithelioid Angiosarcoma	上皮样血管肉瘤－软组织		病例 16					
Schwannoma	神经鞘瘤－软组织				病例 7、病例 21			
Lipomatosis of Nerve	神经脂肪瘤病－软组织	病例 25						
Renal Osteodystrophy	肾性骨病			病例 20				
Renal Osteodystrophy with Tertiary Hyperparathyroidism	肾性骨病伴三发性甲状旁腺功能亢进				病例 46			

英文名	病名	腕关节周围	肘关节周围	肩关节周围	中轴骨	髋关节周围	膝关节周围	踝关节周围
Osteopetrosis	石骨症				病例48			
Spindle Cell Lipoma	梭形细胞脂肪瘤－软组织							病例25
Gout	痛风	病例8	病例23、病例25		病例20	病例24	病例19	
Clear Cell Sarcoma	透明细胞肉瘤－软组织		病例5					
Without Definite Pathological Diagnosis	无明确结果		病例13					
Charcot Arthropathy	夏科氏（Charcot）关节病		病例11					
Fibrous Cortical Defect	纤维骨皮质缺损						病例6、病例7	
Fibro-osseous Pseudotumor of Digits	纤维骨性假瘤	病例2						
Fibrous Dysplasia	纤维结构不良	病例16						
Hemangioma of Soft Tissue	血管瘤－软组织		病例15	病例5				
Angiolipoma	血管脂肪瘤－软组织		病例9					
Hematoma	血肿				病例19			
Desmoid-type Fibromatosis	硬纤维瘤－软组织			病例6、病例7		病例9、病例10		
Ewing Sarcoma	尤文肉瘤		病例1	病例18	病例25	病例13		病例13、病例14
Unicystic Ameloblastoma	造釉细胞瘤				病例37			
Lipoma of Soft tissue	脂肪瘤－软组织		病例19					
Neuroblastoma with Bone Metastases	转移性神经母细胞瘤				病例38			